Víctor M. Flores

El libro del yoga y la mujer

El libro del yoga y la mujer • Editorial Arcopress
Directora editorial: Isabel Blasco
Correctora: Maika Cano
Diseño y maquetación: Joaquín Treviño

Imprime: Gráficas La Paz
ISBN: 978-84-17057-21-3
Depósito Legal: CO-154-2018
Hecho e impreso en España - *Made and printed in Spain*

Este libro es sobre la mujer,
pero paradójicamente se lo
quisiera dedicar a un hombre:
a mi padre, Víctor Martínez Alonso.

ÍNDICE

AGRADECIMIENTOS

Q uisiera mencionar en este libro a varias personas que considero esenciales en mi trayectoria. La primera es, sin duda, Ramiro Calle, mi amigo, mi hermano, mi maestro, y a su gran compañera, Luisa.

No puedo olvidar a Antonio García, ese gran caminante del espíritu, ni a Nacho Vidal, el último explorador de la tierra y cuyo ojo retrata sus sonrisas.

Por otro lado, este libro no habría sido real sin la primera persona que lo leyó e hizo posible su publicación, Isabel Blasco, y sin las modelos, alumnas del Instituto de Estudios del Yoga: Jacqueline Lozano y su madre, Heisel Siles, Cintia Argucia, Yarelys Balza, Gloria Mariel Fonseca, May Rivas El-Azar y Roxana Latino.

Las sesiones de fotos fueron realizadas en el Centro Cultural Pablo Antonio Cuadra, de la librería Hispamer, el gran corazón de la cultura en Managua que un día soñaron el español Jesús de Santiago y su cónyuge nicaragüense, Dora Isabel Castro.

Y puso el arte y la paciencia la fotógrafa Rosa Alejandra Hernández.

PRÓLOGO

Si es el destino, la ley del accidente, la casualidad, el karma o el *fatum*, la causalidad o las «coincidencias cargadas de sentido» quienes se encargan de conducir unas personas a las otras, es cognoscible, como tampoco podemos ciertamente determinar si ellas vienen hacia nosotros o nosotros vamos hacia ellas o se trata de un encuentro no premeditado pero que era necesario o al menos conveniente.

El caso es, como quiera que fuere, que Víctor Martínez Flores leyó mi novela iniciática más emblemática, *El Faquir*, y un día se puso en contacto conmigo para que fuera a Marbella y efectuara alguna de mis intervenciones yóguicas allí. Tuvimos la ocasión de conocernos o re-conocernos y así, y de esto hace ya una docena de años, comenzamos a fraguar una sólida y reveladora amistad. Nadie nos hubiera podido adelantar entonces que llegaríamos a escribir tres libros juntos que han sido y siguen siendo muy celebrados, ni que él prologaría y escribiría inspirados ensayos en algunas de mis obras, y yo prologaría alguna de las suyas. O sea que aquello de que «es un deber de elemental convivencia social» hacer un prólogo que te piden para un libro, aquí se trata de una satisfacción elemental, pues me complace prologar este libro de Víctor, toda vez que es un profesor de yoga con grandes conocimientos orientalistas de muchos tipos y con una larga experiencia impartiendo clases.

Todos sabemos que, por lo general, a las clases de Hatha yoga suelen asistir desde hace muchos años un setenta y cinco por ciento de mujeres, sobre un veinticinco por ciento de hombres. Ahora la tendencia está cambiando y cada vez asisten también a las clases mayor número de hombres, pero siempre sigue siendo, normalmente, superior el de mujeres. Víctor ha impartido clases a miles de alumnas y ha tenido así ocasión de indagar y conocer sus necesidades propiamente femeninas y muy diferentes a las de los hombres. El yoga es igual para mujeres y hombres, ancianos y niños, sanos y enfermos, pero es cierto que hay dolencias a las que deben adaptarse las técnicas y no, como algunos equivocadamente sostienen, tener que adaptar la persona a la técnica.

En esta concienzuda obra, Víctor aplica técnicas a sintomatologías concretas de las mujeres, igual que se podría hacer una obra solo para sintomatologías concretas del hombre, como la próstata, por poner un ejemplo. Esto no quiere decir, insisto, que el mismo yoga no sea para todos, como tal yoga. Yo mismo tengo un libro publicado que se titula *Yoga para todos,* pero lo que ha hecho Víctor, con gran seriedad y dando lo mejor de sí, es una obra dirigida especialmente a la mujer para ayudarla a aliviar o a llevar mejor algunos trastornos propios de la misma. No es un libro de falsas promesas puesto que, en ese caso, a pesar de mi amistad con Víctor, no lo hubiera prologado, ni que despierte falsas expectativas, sino que procura enseñanzas y técnicas que pueden resultar coadyuvantes o complemento de las terapéuticas médicas y sin renunciar en absoluto a las mismas.

El yoga es, básicamente, y Víctor y yo lo hemos dialogado muchas veces, un método de autodesarrollo y autorrealización, pero también dispone de un gran número de verificados y solventes métodos para el bienestar y equilibrio psicosomáticos. Por algo, sin ningún género de dudas, es el precursor de la ciencia psicosomática. Todo ser humano anhela estar sano y hay que dar la bienvenida a todas aquellas enseñanzas y métodos que nos ayuden a tal fin.

Víctor (cuyos conocimientos se ponen de manifiesto claramente no solo por sus clases y conferencias a lo largo de muchos años, sino por lo que escribe), va de profesor de yoga, pero nunca de prepotente gurú. Desde que nos conocimos coincidimos en el daño que hacen esos gurús de masas a la gente y, en palabras de Víctor, cómo llegan a ser realmente letales para el yoga. Igualmente, Víctor y yo coincidimos en ser librepensadores, y no nos adscribimos a ninguna escuela o secta con tufillo hindú o hinduizante. Eso nos permite ser independientes y poder decir con franqueza lo que pensamos.

Esta obra será de ayuda para las mujeres y asimismo para los profesores o instructores que les imparten clases. Como Víctor siempre es accesible, los que tengan dudas deben consultarle sin el menor reparo. Ya ha publicado una decena de libros y seguro que este despierta el mismo interés, o incluso más, que los anteriores.

Ramiro Calle

NOTA

Este libro fue diseñado y escrito en Nicaragua, donde existe una comunidad de practicantes de yoga esperanzados en que la región de Centro América no sea conocida exclusivamente por lo que los medios de comunicación se centran en difundir: la exacerbada pobreza y la violencia de las tristemente famosas *maras,* entre otros muchos males endémicos que sufre la población.

En su elaboración han participado las alumnas del Instituto de Estudios del Yoga que lidero. Las modelos han sido indígenas misquitas, criollas y emigrantes a las que el trabajo, como es mi mismo caso, ha asentado aquí en una confusión deliberada de razas, pero todas con una misma sangre y una misma lengua.

Somos precisamente eso, una raza confusa. Hace más de quinientos años, muchos de quienes llegaron a lo que se conocería como el Nuevo Mundo morirían sin saber dónde habían llegado. Muchos de los indígenas que les recibieron murieron sin saber de dónde habían venido sus futuros conquistadores. Todo fue un error cartográfico y un error religioso. Unos creyeron haber llegado a India. Otros creyeron estar frente a enviados de los dioses. En un siglo hubo una sola lengua y un solo dios gracias a las máscaras de oro de los falsos indios y al acero de los falsos descubridores. Pero ni unos ni otros eran lo que los otros pensaban que eran. No eran ni dioses ni indios. Quinientos hombres conquistaron todo un continente. La mayoría de esos aventureros eran reclusos liberados o gente que nunca había visto el mar y su motivación era huir de la pobreza. Nunca ha existido una comedia tan trágica. Pero hoy somos lo que somos a un lado y otro del océano porque ayer unos y otros fuimos lo que fuimos. Aquí, en Hispanoamérica somos mestizos y eso significa que no somos ni de luz ni de sombra, sino personas que siguen buscando su identidad en uno y otro lado.

Este libro une razas porque el yoga no distingue razas. Se trata de un trabajo sobre los beneficios que produce la alineación del Hatha yoga (yoga físico) sobre la salud, y específicamente, la salud de la mujer.

La alineación no es sino la ubicación perfecta de cada parte del cuerpo no de forma individual, sino en relación con las demás. Cuando un cuerpo está alineado significa que se encuentra centrado, equilibrado y ahorra energía pues cada parte del cuerpo se sustenta sobre otra.

El Hatha yoga no busca que hagamos las cosas «bastante bien», sino «perfectamente bien». Hay que ser realistas, esto es cuestión de mucho tiempo y además de mucha disciplina, por lo que debemos adaptar nuestro cuerpo y circunstancias al yoga y no al revés.

Iniciar una *sadhana* (práctica) es apasionante en todos los casos, además de sencillo. Solo se necesita una esterilla (*mat*) y el espacio que abarquemos con nuestros brazos abiertos en cruz en las cuatro direcciones espaciales. Con una hora de práctica tres veces a la semana es suficiente, aunque lo más recomendable es, sin duda, seis de los siete días de la semana.

En los casos en los cuales empleemos el Hatha como forma de rehabilitación o prevención de patologías, dependiendo de cada una de ellas, la intensidad de los ejercicios debe variar, incluso estar abierta al uso de soportes (ladrillos de madera o caucho, sillas, cinturones, etc.) para facilitar la *sadhana* y reducir el dolor o los riesgos de fracturas.

Naturalmente no es lo mismo que trabajemos nuestro cuerpo para aliviar un cólico menstrual que para aumentar la densidad ósea por sufrir osteoporosis. En cualquier caso, la falacia de «sin dolor no hay beneficio», es precisamente eso, una falacia. Uno de los ejes sobre los que va a pivotar el yoga es precisamente que la falta de alineación corporal produce dolor, y no al revés. Una mala postura genera dolor en todas partes: el cuello, los hombros, las lumbares. Para muchas personas estar perfectamente erguidos es un misterio al que asocian felicidad, prosperidad y fortaleza, pues lo habitual es tener la columna siempre redonda e inclinada hacia adelante. Cuando tratamos de erguirnos, si nuestra espalda es habitualmente cóncava, se producen tensiones y dolores producto de una mayor demanda muscular. Habitualmente muchas personas lo achacan a la edad, pero esto no es así. Nuestra edad es la edad de nuestra espalda no nuestra edad cronológica.

La ejecución apropiada de la *sadhana* añadirá conciencia corporal y los estiramientos, si en un principio producen incomodidad, se irán traduciendo en alivio. Si antes la *sadhana* necesitaba motivación (cuidar la salud, sentirnos mejor, aliviar la presión del estrés), pronto la motivación será la misma *sadhana* pues en el yoga es la práctica y la práctica es el yoga.

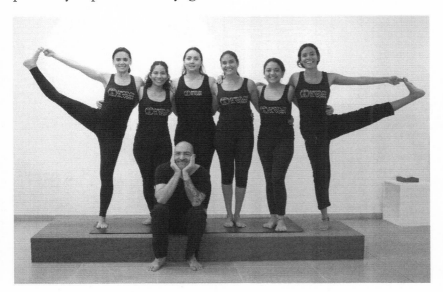

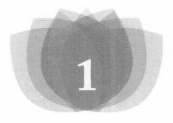

EL SER HUMANO
Y EL MUNDO

Para la comprensión íntima del ser humano es necesario tener en primer lugar una buena comprensión de cómo funciona nuestro cuerpo y su organización fisiológica, para entender mejor la instalación inteligente de los esquemas adaptativos y de los esquemas de compensación que provoca una patología.

Antes de todo debemos entender la diferencia abismal que hay entre la naturaleza y su búsqueda de perfección, adaptación y supervivencia y los cambios sociales de la cultura de su especie dominante, el ser humano.

Es evidente que una manada de lobos o de búfalos se ha comportado en la libertad de los bosques o en la estepa africana del mismo modo desde el origen de los tiempos. No han reformado sus comportamientos, ni adaptado sus periodos de celo ni han cambiado sus patrones de liderazgo.

Por el contrario, el ser humano ha creado tiranías, demagogias, tendencias de moda y sistemas jurídicos y penales para conducir, en una dirección, a la «manada humana».

Para ello no ha pedido permiso a la naturaleza. Es más, la ha alterado con precisión adaptándola a las necesidades del momento, o incluso, arrasándola.

La lógica de la naturaleza salvaje es muy sencilla en contraposición a la lógica humana: sobrevivir. A cualquier precio. Que las especies se perpetúen si mantienen el orden del planeta o que se extingan si son innecesariamente débiles para que no compitan con unos recursos ya escasos de por sí.

Eso ya lo demostró con los dinosaurios. No eran la especie que el planeta necesitaba así que hace sesenta y cinco millones de años extinguió al último para comenzar de cero. Más de la mitad de las especies que por entonces pastaban en nuestro planeta desaparecieron, incapaces de sobrevivir a un efecto invernadero aún misterioso.

El ser humano, sin embargo, siendo la especie menos preparada físicamente, siendo apenas un mono más erguido que sus primos, pero mucho más débil, sobrevivió a una nueva glaciación que duró más de ochenta mil años.

Su propósito era el mismo, sobrevivir, y para eso, huyendo del frío, los primeros seres humanos inventaron el fuego, conquistaron montañas, colinas y valles en nuevos territorios a los que no estaban acostumbrados, gracias a que la organización general de su cuerpo respondía a una necesidad básica de relación con la vida. Nuestro cuerpo está preparado para observar, percibir y reaccionar... Es lo que nos ha permitido adaptarnos en contra de la gravedad, por ejemplo.

El cuerpo humano obedece básicamente a cuatro leyes:

- El ahorro energético.
- La homeostasis.
- El equilibrio.
- El placer.

Visto así hay que comprender que hasta una flor o la gran barrera de coral australiana responde a las mismas leyes, pues todo ser vivo visiona al mundo en binario: placer/displacer. Es decir, búsqueda de uno y rechazo del otro.

Ahorro energético

En el esquema fisiológico, el ahorro, con todas sus dimensiones, desde el trabajo digestivo a la «manufacturación», es prioritario:

tratamos de conservar al máximo nuestros recursos porque el cuerpo desconoce cuando vuelve a «recargarse energéticamente». Sólo nuestra mente es consciente de nuestros horarios alimenticios pero el cuerpo no, limitándose a reclamarlos a medida que va perdiendo poder. Además, es posible que la ingesta de alimentos no sea suficiente o nuestro cuerpo nos demande otros que no le damos en función de malos hábitos alimenticios. El cuerpo es un ente móvil dependiente de un depósito de nutrientes que van a permitir aportarle la energía suficiente para desenvolverse en su medio.

Por eso mismo la estructura corporal humana ha adquirido propiedades para el mayor ahorro de sus energías en el movimiento. Es una respuesta tonal adecuada al medio y que da forma, consistencia y resistencia al músculo que es el que permite el desplazamiento del cuerpo.

La homeostasis

El equilibrio del cuerpo humano se llama «homeostasis». En nuestra vida diaria se producen muchos «desequilibrios» tanto en el plano fisiológico como en el psicológico, y que traducimos como «necesidades».

La homeostasis es ese mecanismo interventor que activa respuestas que evitan el desequilibrio o se regulan como una siesta, la coagulación de la sangre, la lactancia, las contracciones del parto, la contractura muscular o el desmayo ante una situación que supera nuestro nivel de estrés. Todo esto no es sino la búsqueda del equilibrio. De ahí que ante una cojera prolongada, la cadera opuesta se desplace, con el objetivo de mantener equilibrado el cuerpo, aunque esto suponga una deformación añadida.

El equilibrio

El esquema del ser humano no es recto, sino curvo. Y además su marcha y posición natural es bípeda. La organización del cuerpo tratará de conservar el equilibrio ante esta forma que es más inestable que ser cuadrúpedo como un caballo, dado que ser bípedo supone un conflicto entre mantenerse vertical y evitar la horizontalidad. De hecho, las articulaciones de la rodilla se flexionan al contrario de los animales cuadrúpedos, manifestando abiertamente sus intenciones de triunfar frente a la gravedad.

El equilibrio se basa en partes que forman una única integración y que cualquier acción de una extremidad va a repercutir directamente en otra parte, formando una cadena muscular regida por la complementariedad de sus opuestos, creando músculos en antagonismo. Esto hace que ninguna parte de nuestro cuerpo sea autónoma. Producto de miles de años de evolución, los músculos trabajan en equipo, oponiéndose para complementarse.

Este equilibrio propio del cuerpo se cimenta en dos desequilibrios congénitos: que la línea de la gravedad caiga delante de nuestros tobillos y que los siete kilos del peso de la cabeza queden dos tercios por delante de la línea de gravedad y un tercio por detrás de la misma.

Por sí mismo nuestro cuerpo es inestable y oscilante. Para disminuir la inestabilidad tenemos que recurrir a la caja torácica y a la cintura pélvica como zonas de estabilización.

El placer

Frente a todo lo anterior existe una prioridad: escapar al dolor. Esto es muy importante. El cuerpo está dispuesto a todo para no sufrir dolor. Hará trampas, abatirá los hombros o se inmovilizará en la medida en que recupere la sensación de confort, la sensación de placer.

Este placer y este equilibrio pagan un precio alto: se paga un desgaste de energía considerablemente alto que traducimos como fatiga llegando incluso a no poder mantener nuestra verticalidad o tener la necesidad imperiosa de descansar.

El código placer/displacer triunfa abiertamente y eso significa que nos acercamos a lo que nos gusta y nos alejamos de lo que nos disgusta con rapidez.

Y por si fuera poco somos especialmente sensibles a las sensaciones físicas. De ese modo apartamos las manos de una hornilla caliente antes de quemarnos. Así pues, el placer no es hedonista, sino una acción muy efectiva de salvaguarda de nuestra integridad física.

El yoga y las leyes corporales

El yoga es una vía de trascendencia, de contemplación y de alquimia energética que posibilitan un viaje de introspección y de liberación, pero no puede escapar de estas leyes físicas. Es más, se podría llegar a afirmar que ha nacido para dominar voluntariamente sus efectos.

Una *asana* empieza desde el primer impulso en la mente del practicante, cuando todavía no ha materializado ninguna forma y siente la postura en lo profundo. Requiere una escucha y abordarla de forma progresiva, reajustándola, viviéndola, encontrando su trascendencia más allá del físico.

El cuerpo, como reflejo de nuestra psiquis, refleja nuestra biografía, nuestra intimidad, volcanes, mareas, mordiscos en el corazón que nos han arrancado pedazos. Podemos zarpar del puerto de nuestro cuerpo, pero navegamos hacia el «no cuerpo». La *asana* es *trina*: contiene elementos somáticos, psiquis y espíritu, materializados en movimientos, concentración y respiración. Esto nos hace mantenernos presentes, dejar otras cosas, lo incambiable (pasado) y lo que es porvenir (futuro), ambas cosas no materializadas en el presente continuo, en el aquí y ahora, el «ser-ahí».

Siempre habrá una tendencia hacia *sthira* (equilibrio) y *sukkha* (placer) regido por el *prâna* (energía), hacia el principio de esfuerzo y el principio de abandono, referenciándose en el sentimiento que despierta. El yoga es un mundo feliz, pero no un mundo alineado. No podemos crear una burbuja, una práctica de salón, un mundo paralelo, porque viviríamos una ficción, una tramoya. El yoga ha de ser nuestro laboratorio, nuestra preparación al mundo real, donde podamos asumir nuestras debilidades convirtiéndolas en fortaleza.

Los principios de *sthira* y *sukkha* naturales se ponen en juego en el juego del yoga, dado que demuestra que las fascias, una tela protectora de colágeno fijada al cuadro óseo, es la que nos mantiene erguidos y protegidos y permite el estiramiento a través de lo que denominamos «préstamo fascial», aunque no aceptará que la tensen, lo que supone una fuerte oposición a las elongaciones propuestas por el yoga.

Toda demanda de longitud en un sentido necesitará de este «préstamo» fascial. Es preciso que la resultante de las tensiones que se aplican sobre ella esté en una constante fisiológica de placer dado que, si este crédito de longitud no se puede conceder, se produce una tensión dolorosa y una reacción en contra en su búsqueda de *sukkha.*

Las fascias, presentes en todo el cuerpo, lo compartimentan. Tienen el papel de formar el envoltorio periférico del cuerpo. Los músculos están contenidos en sus vainas. Se ha sobreestimado el trabajo de los músculos, cuando en realidad se encuentran al servicio de las fascias. La relación continente-contenido está en la base de la comprensión y del tratamiento.

Para conseguir equilibrio físico y su repercusión psíquica, necesitamos mantener una óptima presión intra-torácica-abdominal. O sea, conseguimos estirarnos no de forma muscular (diseñados para el movimiento no para mantener la estabilidad) sino por las presiones de las fascias. Si los músculos tuvieran que ocuparse de estirarnos, se contractarían pues no están preparados para ello.

El conflicto es terrible, a medida que nos mantenemos verticales perdemos energía pues sobreestimulamos a la fascia. Habitualmente disminuiremos la estabilidad desmarcando la lordosis lumbar y abatiendo los hombros. Y de este modo terminamos siendo unos jóvenes muy viejos, dado que nuestra edad no es sino la edad de nuestra espalda

El yoga, ante este dilema en el cuál equilibrio, placer, homeostasis y energía interactúan, recurre al control de la mente y al dominio exhaustivo del cuerpo.

Todo pasa por la mente.

Esa es nuestra conquista, la última resistencia. No hay displacer. Solo mente y categorías de la mente.

El mundo de la mujer

La mujer no se halla al margen de todo lo anterior, aunque va a venir determinada por unas características que la van a definir a lo largo de toda su vida, separándola radicalmente de cualquier identificación con su compañero el hombre. Mientras que a este la naturaleza le ha dotado de las caderas livianas y los hombros pesados, a la mujer le dotó de caderas pesadas y hombros livianos, quizá porque para la naturaleza todavía el hombre es el cazador y la mujer la encargada de amamantar y cuidar a la progenie, además de traerla a este mundo.

La vida de la mujer va a estar marcada por los vaivenes hormonales y estos van a afectar tanto a su salud como a su estado de ánimo. Estos oleajes hormonales en la mujer marcan el paso de distintos ciclos en su vida. Desde el inicio de la pubertad hasta la menopausia, la mujer experimenta cambios en su cuerpo relacionados con su complejo sistema endocrinológico, y estas fluctuaciones afectan a sus emociones debido a que las mismas hormonas determinan efectos en la acción de neurotransmisores, esas moléculas que transmiten información de neurona a neurona, y estas inciden en sus emociones y su ánimo. Debido también a eso mismo es más susceptible de sufrir desequilibrios hormonales, muchos de los cuales no son extremadamente notables, sino que se prolongan durante años sin ser una molestia lo suficiente seria como para prestarle atención. Muchos de esos cambios se manifiestan como subidas o bajada de peso. Otros se manifiestan en el sangrado de la menstruación, su abundancia, irregularidad, presencia de coágulos o aparición repentina de cólicos.

Por otra parte, su diseño anatómico, que incluye tener pechos, tiene como consecuencia hiperextensión de las articulaciones del codo, y su cadera, diseñada para el parto, es más pesada a diferencia de sus hombros, más ligeros que los del hombre.

HIGIENE POSTURAL

Nuestra vida es limitada en movimientos pese a nuestra gran capacidad de estos, reduciendo la complejidad postural a un intercambio de flexiones mayoritarias (hacia el frente) y extensiones (hacia atrás), obviando la rotación, por ejemplo, o la laterización del cuerpo.

El objetivo del yoga físico son posiciones complejas para poner en juego las fibras musculares, colocándolas en distintos planos simultáneamente.

Existen cuatro movimientos básicos de la columna: flexión (hacia delante), extensión (hacia atrás), rotación (giro hacia los lados) e inclinación (extensión lateral). La flexibilidad de la columna permite unos arcos de movimiento normales que hacen posible, por ejemplo, obtener la inclinación necesaria para recoger un objeto en el suelo. Esta inclinación se denomina flexión. Las flexiones acortan la distancia entre el ombligo y el muslo.

Si por el contrario la columna se inclina hacia atrás como para mirar hacia arriba, el movimiento se llama extensión. Gran parte del trabajo físico que propone el yoga se va a encauzar en estos dos movimientos, ya sea en posturas erguidas o en el suelo, ya sean sentadas o tumbadas. Las flexiones de columna son, posiblemente, las *asanas* que más dificultad entrañan, en gran parte porque implican forzosamente a la cadera mientras que las posturas de extensión no lo hacen. Las flexiones tienen como obstáculo la tensión en los isquiotibiales, los músculos espinales y los glúteos.

El trabajo lo realiza en gran medida la gravedad acercando el tronco a los muslos Los músculos erectores de la columna se liberan para entrar en la posición adecuadamente. Si la tensión de los isquiotibiales es grande, restringe a los flexores de la cadera y los abdominales entonces tenderán a contraerse. Las flexiones son nuestros movimientos naturales más comunes en parte porque es nuestra curva primaria.

Hay que recordar que cada persona tiene una biografía física paralela, es decir, una biografía de sus movimientos y de compensaciones posturales y lesiones. Los movimientos de cualquier ejercicio, ya sea pilates, yoga o *fitness*, han de liberan las caras exteriores de la cadera y los glúteos, y trabajar, entre otros músculos, los músculos del abdomen.

Para cualquier movimiento o posición que realicemos existe una manera de hacerla bien. La forma correcta de realizarla evita lesiones en el futuro. Los consejos en esa dirección se conocen como «higiene postural», cuya finalidad es reducir la carga sobre la columna para mantenerla sana. Esta carga no es extraordinaria, sino que por el contrario la hacemos durante nuestra vida cotidiana.

Cuando hablamos de posturas hablamos de mantenimiento o de dinamismo, o sea, estar estático (estar de pie, acostado o sentado) o realizando un ejercicio, sea este el que sea. Tanto uno como otro pueden resultar lesivos.

La falta de higiene postural garantiza daño, no solo por retirar un mal movimiento, sino por exceder nuestra capacidad de fortaleza o hacer movimientos extraños al cuerpo. Lo habitual para la lesión es: mantenerse mucho tiempo en la misma posición; aumentar la curva natural de la espalda más allá de su diseño; realizar un gran esfuerzo físico; repetición de un movimiento; exagerar una postura.

Ante esto es recomendable:

1.   Descansar en intervalos periódicos durante un periodo largo de ejercicio.

2. Asientos y colchones semiduros, todo lo blando es engañosamente cómodo y siempre es perjudicial y deformante de la postura.
3. Modificar la altura de los objetos en los escritorios para que la pantalla del ordenador, por ejemplo, quede a la altura de la vista.
4. Levantarse cada 40 minutos si el trabajo es sedentario.
5. Hacer yoga, natación, bicicleta, caminatas...
6. Al estar sentado frente a una mesa, mantener la espalda recta y los codos apoyados.
7. Adelantar el asiento del automóvil para llegar holgadamente a los pedales.
8. Al estar de pie, adelantar uno, no mantenerlos juntos.
9. Caminar recto.
10. Usar zapatos con un máximo de tacón de 6 cm.
11. Flexionar las rodillas al agacharse.
12. Levantar un peso siempre pegándolo al cuerpo.
13. Dormir en posición fetal.
14. Levantarse con apoyo.

Casi todas las profesiones hoy en día influyen en el desencadenamiento del dolor de espalda dado que no establecen parámetros de salud apropiados.

Conocer la espalda

La columna vertebral es una combinación de vértebras junto a ligamentos y tendones, músculos profundos y superficiales y nervios. La columna está diseñada para facilitar todos los planos de movimiento del ser humano, además de proteger nuestro sistema nervioso, vital para el movimiento y la percepción.

Las vértebras en su conjunto forman curvas: la primera y última son convexas y la de en medio, de gran tamaño, es cóncava. Esta forma curva de la columna la hace ser muy resistente a la carga de peso muerto cuando este se dirige hacia el suelo, puesto que esas curvas dan flexibilidad, como a un bambú, al cuerpo. De ahí la gran inteligencia anatómica y filosofía ingenua que supone en muchos países en vías de desarrollo en África y América, transportar la carga sobre la cabeza, manteniendo el centro de gravedad en el eje de la columna. Así la musculatura de la espalda apenas tiene que trabajar, ahorrando energía y ganando comodidad.

Las vértebras cervicales no solo soportan a la cabeza sino que protegen la integridad de todo el cuerpo. Son siete vértebras que se van volviendo más estrechas y pequeñas según se acercan a la base del cráneo, hasta terminar en un anillo llamado Atlas, como el dios griego, que posee un «diente» en forma de punta de flecha. Su última vértebra nos permite el movimiento de afirmación o mirar al cielo. Es la primera curva lordótica, es decir, convexa.

Seguido a esta, continua la espalda dorsal, vértebras que ofrecen un soporte estructural al tren superior, pero restringen el movimiento. En su mitad sus vértebras se oponen al movimiento de rotación **(fig.1)**.

Su función es ser una armadura para el corazón y los pulmones. Es la gran espalda cifótica o cóncava y con la que nacemos, idéntica

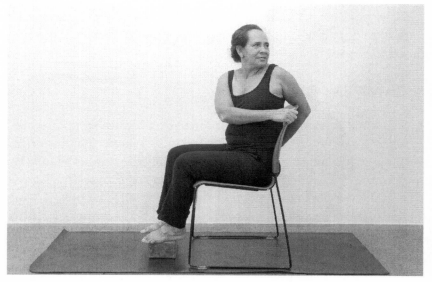

Figura 1.

28

a la espalda de los primeros anfibios que salieron de los pantanos para emprender la vida en tierra firme y de los que procedemos.

Todos los animales poseen una amplia dominancia de esta curva de la columna lo que les impide, al contrario de nosotros, ser bípedos. Incluso los simios, que pueden ponerse de pie, prefieren ir a cuatro patas debido a su predominancia.

Sigue una parte muy móvil, la espalda baja o lumbar.

Su movimiento más natural es la extensión, que implica dar prioridad a la curva opuesta a la dorsal.

La extensión en la primera curva de todas, la cervical, compromete la seguridad del riego sanguíneo que alimenta el cerebro, obligando a la cifosis a imitarla, creando por lo tanto tensiones que han de asimilarse durante la práctica del yoga.

La lumbar es la parte más móvil pero también soporta el peso del tren superior por la fuerza de la gravedad y la contracción en dirección opuesta por el movimiento de andar.

Como consecuencia, es la parte de la columna que se lesiona con mayor frecuencia.

El movimiento es muy desproporcionado entre los segmentos del 3 al 5, por lo que son los más dañados por desgaste, y del 4 a la primera vértebra sacra, donde mayor capacidad de extensión posee nuestra espalda y donde es víctima propiciatoria de ataques de ciática.

Este nervio (en realidad se trata de un conjunto de cinco) se extiende hacia las piernas para brindar funciones motores y sensoriales, conferir fuerza a la pierna y, como conecta la médula espinal con la parte externa del muslo, los músculos isquiotibiales y los músculos de la parte inferior de la pierna y los pies, dotarlos de reflejos involuntarios.

Dependiendo de que raíz nerviosa esté tocada (la lumbar número 4, la cinco o el primer sacro), afecta al reflejo de la rodilla, provoca el síndrome de «pie caído» o dificulta levantar el talón del suelo o caminar en puntillas, además de un dolor a veces incapacitante.

La forma más común de dolor en la pierna a partir del nervio ciático está caracterizada por ocurrir en una única pierna, comenzar en los glúteos e irradiar de forma aguda hacia el muslo y hacia la zona inferior de la pierna y los pies.

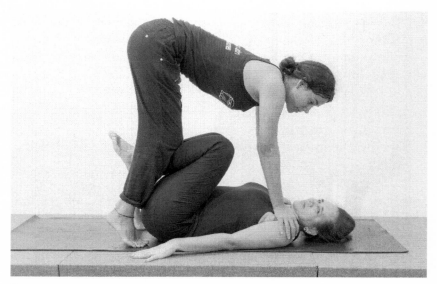

Figura 2.

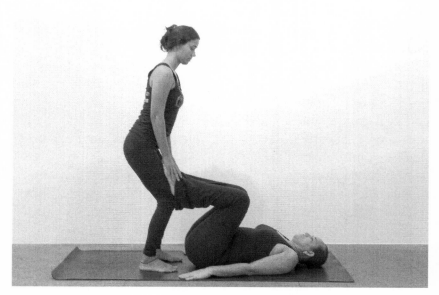

Figura 3.

30

Suele ser más profundo en reposo sentado o en quietud y más leve tumbado o en marcha.

La ciática se alivia con la flexión de la columna y aumenta con la extensión. Las siguientes imágenes muestran algunos sencillos ejercicios para prevenir el ataque de ciática o aliviarlo en caso de padecerlo (fig. 2 y 3).

Debajo de la columna lumbar está el sacro, la parte posterior de la pelvis. Este hueso tiene forma de triángulo y encaja entre las dos mitades de la pelvis, conectando la columna vertebral con la mitad inferior del cuerpo.

Sus músculos

Los músculos paravertebrales se coordinan con los músculos abdominales y el músculo del alma, el psoas, para mantener la columna recta. Los glúteos fijan la columna y los glúteos dan estabilidad a todo el sistema.

Los músculos abdominales se extienden desde la parte más baja de las costillas hasta la parte superior de la pelvis.

Los que están en la parte frontal del cuerpo, al contraerse, tienden a acercar las costillas a la pelvis provocando la flexión de la columna. Es el recto.

Los abdominales que están en la parte lateral se denominan oblicuos y transversos. Al contraerse acercan las costillas a la pelvis por su lado mientras que en el lado opuesto se añade distancia entre las costillas y la pelvis.

Los glúteos son músculos locales muy relacionados con la posición bípeda del ser humano, ejercen una influencia en el movimiento de la pelvis, pero su tamaño es independiente de la acción de sentarse.

Los glúteos se extienden desde la pelvis hasta el fémur y son tres grandes capas llamadas mayor, medio y menor, junto con el tensor de la fascia lata, y aportan un punto de apoyo estable a la columna vertebral.

Son muy notables en los humanos y simios y configuran la nalga. Se contraen para permitir el movimiento de la cadera en todas las direcciones.

Son uno de los músculos más fuertes del cuerpo y su forma redondeada se debe a la superposición de tejido adiposo y grasa sobre el glúteo mayor. Están separados simétricamente.

El psoas, por su parte es un largo músculo localizado lateral a la región lumbar de la columna vertebral y la cavidad pélvica.

Se trata de un músculo complejo y caprichoso, que se acomoda felizmente a un ritmo de vida que incluya ocho horas de sueño entre 18 y 22 °C, sin oscuridad total, evitando los zumbidos eléctricos continuos y sin la luz azulada de las pantallas, que disminuyen la melatonina en el cuerpo.

Necesita mucha hidratación (tres litros diarios de agua), desprecia las legumbres, los panes, lo azucarado, los derivados de los lácteos y los cereales y exige una mínima o ninguna ingesta de alcohol.

Sin embargo, adora el café, las carnes rojas mientras no estén sobrecocinadas, los pescados azules y mariscos, las frutas ácidas y al parecer el vino, la cebolla y el cacao.

Es el único músculo que une la espalda con las piernas y está relacionado con la supervivencia: huir o prepararse para luchar.

Como está conectado con el corazón mediante el tejido conjuntivo, se contrae con las emociones.

Por otro lado, cuando estamos mucho tiempo sentados, el psoas se encuentra preparado para una acción que no llega, lo que hace que se vaya volviendo cada vez más rígido y fácil de lesionar.

Sus dolores

El dolor de espalda aparece por la compresión de la salida nerviosa, lo que paraliza al individuo, o por la contractura. A veces provoca inflamación lo que contribuye al mantenimiento del dolor, aunque desaparezca la causa que inicialmente lo desencadenó.

Las causas de dolor en la espalda no son siempre evidentes y no siempre reflejan la extensión del daño sufrido.

Todas las estructuras de la espalda se entrelazan y es muy difícil para el cerebro distinguir qué es lo que se encuentra dañado. Además, una lesión en cualquiera de estas estructuras puede hacer que el dolor se traslade a cualquiera de las otras estructuras.

Hay muchos tipos de dolor, siendo estos los más comunes:

- La artrosis vertebral. Es el normal desgaste del disco inter-vertebral, cuando se deshidrata y pierde altura al modificarse la composición de su núcleo por la falta de movimiento o por la edad, disminuyendo así su capacidad de amortiguación y aumentando la carga que soporta la vértebra.
- La contractura muscular es una contracción exagerada e involuntaria de las fibras que forman el músculo y que se traduce en una protuberancia fácil de reconocer al tacto y que irradia su dolor a otras zonas.
- Hay que comprender que cuando realizamos un esfuerzo físico, una serie de deshechos metabólicos se van acumulando dentro de la fibra muscular evitando la irrigación sanguínea óptima. Se acumulan las toxinas y esto irrita las terminaciones nerviosas, aumentando el tono muscular y contracturandose, limitando además el movimiento.
- Suele aparecer también por sedentarismo, falta de fuerza en el músculo o por exigir un esfuerzo superior al que es capaz de soportar, estiramientos bruscos y repentinos o posturas repetitivas mantenidas mucho tiempo.
- De ahí que sea importante agregar ejercicios de fuerza a la rutina de gimnasia o de yoga.
- El esguince cervical o «latigazo». Una lesión consistente en una sucesiva flexión y extensión brusca y excesiva del cuello. La causa más típica y común es un accidente de coche en el que se produce un impacto por detrás, especialmente si resulta inesperado, de manera que la musculatura está relajada y no frena ni limita el rango de movimiento.
- El pinzamiento vertebral. Es una lesión que se produce al bloquearse una o más vértebras de la columna. Al pinzarse las vértebras, los nervios se ven atrapados por lo que se produce dolor e inmovilidad. Levantar demasiado peso o no mantener una postura correcta aumenta el riesgo de padecer un pinzamiento en la zona lumbar o cervical, sobre todo.

- La lumbalgia. Es el dolor en la espalda baja que no se debe a un nervio comprimido y que va desde la parte inferior de las costillas hasta el glúteo, pero sin afectar a las piernas. Habitualmente sucede por una distensión, es decir, un aflojamiento repentino de la musculatura.

3

LA MENSTRUACIÓN

L a menstruación es un fenómeno exclusivo de la hembra de los mamíferos. Consiste en que la mucosa que sujeta al óvulo, el endometrio, se ha ido haciendo grueso para sostener al óvulo y este se desprende debido a la brusca deprivación de la progesterona, la hormona encargada de sujetarlo. El óvulo será reemplazado por otro más maduro para la fecundación. Sin este fenómeno de renovación, la fecundación no es posible.

Sin duda es un proceso muy complejo por la implicación del sistema hormonal y sus efectos colaterales, en muchos casos traducido en sensaciones dolorosas, calambres, cefaleas o síntomas de depresión. En muchas culturas y a lo largo de la historia se ha estigmatizado a la mujer por este proceso imprescindible para la perpetuación de la vida: el Antiguo Testamento refleja que era pecado que la mujer pisara un templo si tenía el periodo; los antiguos egipcios obligaban a baños de purificación a las mujeres al final de su ciclo, e incluso en la misma cultura europea del siglo XX se mantenían leyendas urbanas como que una mujer menstruando no debía bañarse o que no podía hacer salsa mahonesa porque la «cortaba». Hoy en día aún excluye socialmente a las mujeres en la India, y en algunos países árabes bajo la *sharia* (ley islámica), no pueden entrar en las mezquitas, orar ni mantener relaciones sexuales. Tampoco pueden leer el Corán ni tocarlo.

El tantra, sin embargo, considera a la sangre menstrual un *kala* (la expresión física del ser humanos en términos de canales, vientos, aceites y gotas sutiles): al ser el cuerpo humano el laboratorio secreto donde se producen sustancias sagradas cuyas sutiles energías provienen de las estrellas, los extractos glandulares provenientes de la menstruación constituyen las esencias más místicas del organismo.

Además de la progesterona, el ovario sintetiza otras hormonas de origen esteroide: la inhibina, la activina y los estrógenos (las hormonas sexuales de la mujer).

Síndrome disfórico premenstrual

Se conoce como síndrome disfórico premenstrual a un conjunto de trastornos emocionales y que aparentemente no tienen una causa que no sea la misma menstruación, lo que en sí es insuficiente para explicarlo, dado que la actividad extra del sistema endocrino no es en sí suficiente para esto.

Este síndrome, que puede llegar a ser socialmente incapacitante, aparece de una semana a diez días antes de la menstruación como forma de un melancólico mensajero: se pierde interés en las actividades cotidianas que antes lo tenían y también en las relaciones personales con los cercanos, alimenta pensamientos tristes y hasta desesperados sobre la vida. El cuerpo y también la mente se siente fatigados.

La mujer que padece este síndrome se siente ansiosa y con un sentimiento de pérdida de control sobre el destino, sufre llantos incontrolados y un deseo lujurioso de algunos alimentos.

Naturalmente, viene acompañado de perdida de sueño y de concentración.

- Protocolo de intervención para la atenuación de los síntomas del síndrome.

Pranamasana (Posición del saludo). Postura bípeda neutra.

> ¿Cómo se hace?
Mantente de pie. Yergue tu espalda y distribuye uniformemente el peso. Los dedos gruesos de los pies en algún punto se encuentran en contacto. Crecemos desde la planta de los pies, abso-

lutamente adheridos al suelo como si nuestro cuerpo fuese de metal y el suelo una gigantesca plancha imantada. Los cuádriceps se encuentran activos, el diafragma expandido. Las costillas asoman exponiéndose al frente y hacia el cielo, abduciendo los omóplatos. Las plantas de los pies se encuentran enraizadas al suelo. Los glúteos sobresalen levemente, aumentando, con ligereza, el arco de la lumbar.

Aleja el diafragma del abdomen y los hombros de las orejas.

Empuja ligeramente el mentón al pecho, pero mantenlo horizontal a la línea del suelo.

Nada conmueve al practicante. Hay una soga invisible que estira desde la coronilla hacia el infinito.

Las costillas se encuentran más alejadas de lo habitual de las caderas. Todo el estiramiento se hace patente en cada segmento de la columna.

Busca que tu consciencia encuentre residencia en la paz vertical de tu ser.

Junta tus manos, activas, en el mudra de saludo, *anjali mudra*, también llamado *namaskar.*

> **¿En qué me beneficia?**

Prepara al practicante para la sesión. Autorregula sus segmentos corporales.

Jivanasana **(Posición del ser humano).**
Postura bípeda neutra (fig.4).

> **¿Cómo se hace?**

Distribuye uniformemente el peso, como la *asana* anterior, pero con las piernas abiertas la longitud de una de ellas o bien aproximadamente 1,20 m.

Los cuádriceps se encuentran activos, el diafragma expandido.

Las plantas de los pies se encuentran enraizadas al suelo, y los glúteos, apretados, abren la pelvis para que, en una supuesta flexión de rodillas, estas se abran hacia los lados y no converjan.

Abre los brazos horizontales a la línea del suelo.

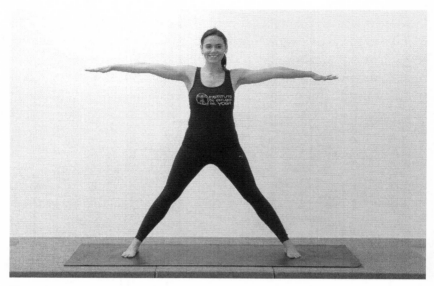

Figura 4.

Imita al Hombre de Vitrubio en su posición neutra.

Contrae el abdomen sin que la respiración se vea afectada.

Abre ligeramente las mandíbulas para evitar una presión instintiva por la fortaleza de la posición.

> ¿En qué me beneficia?

Corrige la escoliosis y tonifica los nervios espinales.

Su impacto psíquico sobre la sensación de firmeza es elevado, sobre la autoestima y la confianza en uno mismo.

Laterización (fig.5).

> ¿Cómo se hace?

En esta postura, que parece sencilla, su sencillez en realidad radica en asumir su desafío, es decir, en extender el costado desde la cadera al hombro flexionando justamente la cadera opuesta y apoyándose en una sola respiración, para luego cambiar de posición con la siguiente exhalación y balancearse en función a este ritmo, como un péndulo sin prisa.

La relación de la pelvis con el tronco no exige una tracción del ombligo hacia la columna, dado que esta debe suceder de forma natural. Si estiráramos los brazos por encima de la cabeza los codos deberían estar detrás de las orejas.

La posición, con los brazos aferrados detrás de la espalda formando un único puño, busca la abducción forzada de los omoplatos, introduciendo las puntas de estos hacia el frente, hacia los pulmones.

Los brazos no se separan del cuerpo, sino que se encuentran en todo momento en contacto con el cuerpo.

La mirada se dirige hacia el ángulo superior de la extensión para evitar que esta caiga al suelo, buscando siempre lo elevado, buscando la ascensión.

Los hombros y las caderas permanecen en el mismo plano en todo momento.

Crece hacia el cielo, pero no como un cohete, sino como un bambú agitado por el viento.

> **¿En qué me beneficia?**

Estira los músculos de la espalda, piernas y cintura. Da flexibilidad a la cadera.

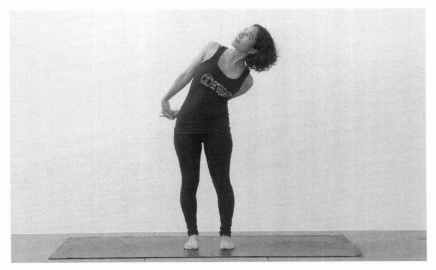

Figura 5.

Virabhandrasana uno (Posición del guerrero uno).
Postura bípeda asimétrica (fig.6 y 7).

> **¿Cómo se hace?**

De la postura bípeda, gira el pie y pierna derecha en 90° y la izquierda a 45°.

El talón derecho forma una línea imaginaria con el puente izquierdo para pivotar sobre los dedos del pie y permitir que las caderas se sitúen en el mismo plano que los hombros.

Levanta las manos por encima de la cabeza, fuertes y poderosas, como esperando recibir una espada del cielo o como si sostuviéramos a la bóveda celeste con las puntas de los dedos de la mano. Dobla la rodilla derecha.

Los codos se encuentran paralelos a las orejas. Junta las palmas de las manos.

Traslada el peso a la pierna izquierda. Esta se convierte en tu miembro fijador, mientras que la pierna opuesta, estirada, poten-

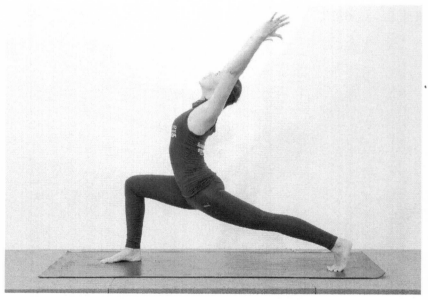

Figura 6.

40

cialmente recoge el movimiento, pudiendo proyectarse hacia adelante.

El coxis desciende para abrir la región pelviana y la parte anterior del muslo. Crea espacio entre tus lumbares.

Flexiónate hacia atrás mientras creces para aumentar la intensidad del ejercicio mediante la curvatura de la columna o bien mantente neutra, con la mirada detrás de los pulgares, reestableciendo la forma convexa de esa gran área cifótica de la espalda que es la región dorsal.

No dejes caer la cabeza entre los omoplatos, sino que intenta que siga la curva de la espalda alta. Concéntrate en lo que no puedes ver: la parte posterior de tu cuerpo, tu espalda.

> **¿En qué me beneficia?**

Estimula el sistema nervioso simpático, lo que va a facilitar la eliminación de sales y metales de tu cuerpo, en contraposición a la avalancha de *asanas* que van a permanecer dentro de la influencia del parasimpático (pasivo, relajante).

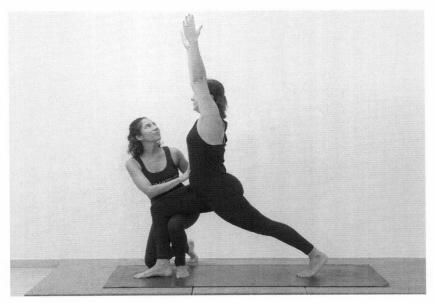

Figura 7.

Cuclillas. Postura bípeda baja simétrica (fig.8 y 9).

> ¿Cómo se hace?

La postura en cuclillas pone muchos músculos en juego. No es un ejercicio tan fácil como a priori pueda parecer. Los cuádriceps, aductores, glúteos, femorales, las pantorrillas y la lumbar trabajan con intensidad. Son los mismos que se trabajan para saltar o hacer un *sprint*. Desciende con la espalda recta, aunque bajes inclinada, pero sin un gran abuso de esta inclinación. El muslo debe estar paralelo al suelo y luego balancear la pelvis al frente para quedar sentada sin que las nalgas desciendan al suelo, solo enraizada por la planta de los pies.

Ten cuidado con la hiperflexión de las rodillas, es su punto más débil y abandona el ejercicio si aparece un inesperado calor, picor o un rubor que enrojezca la piel que las cubre, que se encontrará muy tensa y brillante.

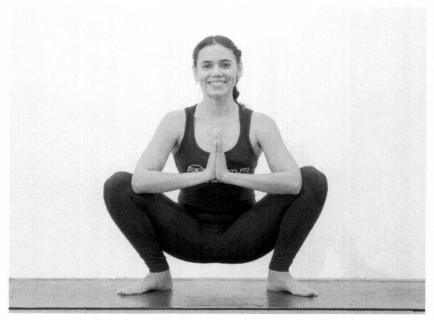

Figura 8.

42

No te quedes a 3/4, desciende del todo sin levantar los talones del suelo. Baja totalmente los muslos hasta que entren en contacto con los gemelos. No abras mucho las piernas tipo «sumo».

Si deseas aumentar su dificultad, proyecta las rodillas y encórvate, llevando la nariz entre ambas y descansando la frente, alarga los brazos hacia detrás y asienta las palmas de las manos (**fig.9**).

> ¿En qué me beneficia?

Las cuclillas, uno de los grandes ejercicios *fitness* cuando se repiten en forma de serie, queman muchas calorías y estimulan el sistema cardiovascular. No solo queman «durante» sino hasta 24 horas después.

Al trabajar los músculos más largos del cuerpo se incrementa la densidad ósea de la espina dorsal, caderas y piernas, lo que ayuda a prevenir la osteoporosis. Aumenta la masa muscular y ejercita espinales y abdominales.

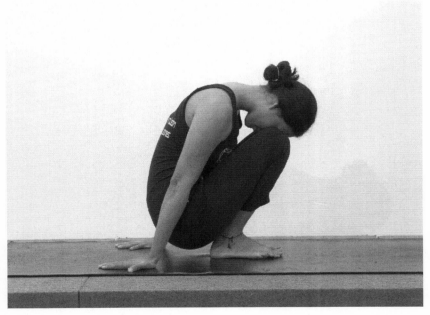

Figura 9.

Matsyendrasana (Posición del señor de los peces). Torsión escapular (fig.10).

Este giro espinal es un clásico que contribuye a tener una excelente salud al actuar como un tónico para el hígado, estructura que juega un rol clave en la metabolización del exceso hormonal. Se considera la primera postura creada del Hatha yoga y se refiere al fundador de las escuelas físicas, un hombre legendario a quién se le atribuía haber nacido como delfín.

> ¿Cómo se hace?

Sentada sobre las nalgas, eleva la rodilla izquierda y acércala al hombro mientras estiras la pierna derecha. Mantén erguido el tronco, el pie derecho plano y en todo momento el contacto del talón derecho en el suelo. Respira con normalidad, no tomes «impulso» para realizar cualquier movimiento.

Luego apoya las yemas de los dedos de la mano izquierda en el suelo, a unos centímetros por detrás de la nalga derecha, apuntalando la espalda con firmeza. Deja la palma en el suelo, con los de-

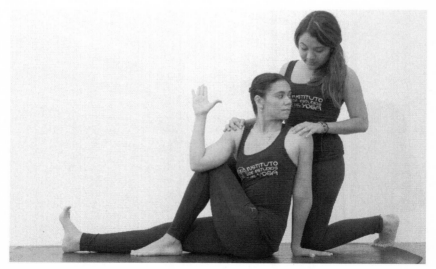

Figura 10.

dos juntos y estirados. Inhala, gira hacia atrás la cabeza hacia el hombro izquierdo y al exhalar, estira el brazo derecho y flexiona el codo en la curva de la rótula izquierda, abrazando con fuerza el muslo mientras «aplastas» tu abdomen contra la cara interior del muslo y gran parte del tórax asoma al exterior del lado izquierdo.

Los dedos de la mano derecha, muy activos, apuntan hacia el cielo. El abrazo es intenso. Gira los hombros.

La cadera permanece estable, impidiendo acompañar al tren inferior en el giro del tren superior.

Afirma el brazo. Con cada respiración, estira la columna mientras inhalas y profundiza más la torsión cuando exhales.

Permanece en la postura durante algunas respiraciones y luego desármala, repitiéndola del otro lado.

Cólicos

Los cólicos son dolores agudos en el vientre y la pelvis. Estos no son el mismo malestar que se siente durante la premenstruación, aunque los síntomas de ambos trastornos a veces pueden ser experimentados como un proceso continuo e identificados como lo mismo. Una mujer puede sufrir de uno y no de otro.

Son causados por las contracciones uterinas. La sensación de calambre se intensifica cuando los coágulos de la mucosa del útero pasan a través del cuello del útero, sobre todo si el canal cervical de la mujer es estrecho.

Los cólicos menstruales normalmente no comienzan hasta que se produzcan ciclos menstruales ovulatorios (cuando un óvulo es liberado de los ovarios), y el sangrado menstrual real generalmente comienza antes de la aparición de la ovulación.

Por lo tanto, una adolescente no suele experimentar cólicos hasta meses o años después del inicio de la menstruación.

Otro factor anatómico que contribuye a los cólicos es la retroversión del útero (inclinación hacia atrás del útero).

La falta de ejercicio también contribuye a los calambres menstruales dolorosos. Está ampliamente aceptado que el estrés emocional puede aumentar el dolor.

El descanso, caminar, el masaje abdominal, el yoga o la actividad sexual traen alivio, así como el calor en la zona.

- Protocolo de intervención para la atenuación de los síntomas del cólico.

Adho Mukha Balasasana (Niño cara abajo).
Postura decúbito prona (fig.11).

> ¿Cómo se hace?

Con los glúteos apoyados en los talones y las rodillas separadas a la altura de las rodillas, exhala y reclina el torso hacia los muslos, hasta que la frente se encuentre en el suelo.

Las manos se llevan detrás de la espalda o a ambos lados del cuerpo, en total abandono. El tórax se encuentra pegado a los muslos.

Esta postura es una contra postura ideal para finalizar una serie de extensiones de columna.

También se puede realizar con apoyo para aquellas personas que les cueste encontrar un espacio para respirar de forma cómoda.

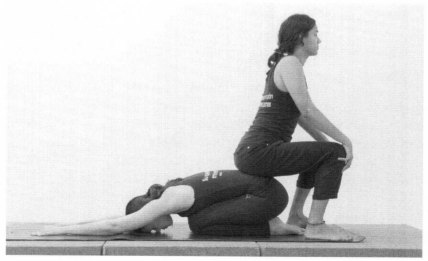

Figura 11.

46

> **¿En qué me beneficia?**

Relaja la espalda y promueve la curación de las lesiones.
Alivia el dolor de espalda y cuello.
Libera la presión sobre los discos vertebrales y proporciona una forma natural de tracción.
Alivia el dolor prelumbar que pudiera ser ocasionado por otras posturas.
Estira con suavidad las caderas, los muslos y los tobillos. Calma el cerebro y ayuda a aliviar el estrés y la fatiga.

Supta Vairasana **(Relámpago durmiente).**
Extensión decúbito supina (fig.12).

> **¿Cómo se hace?**

Desde *Vairasana* (la postura de los samuráis, sentada sobre los talones y con la espalda erguida) abre las piernas y separa las rodillas. Deja que los pies se encuentren en tus rotadores externos.
Con cuidado, desciende el periné hasta el suelo. Acostúmbrate a la posición.

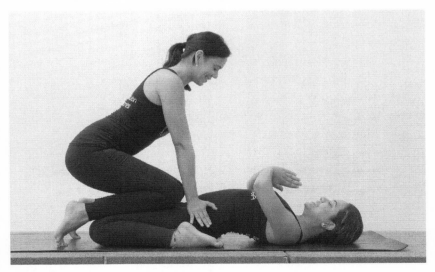

Figura 12.

Para facilitarla, saca las pantorrillas hacia el exterior, con la ayuda de las manos. Es como si te sumergieras en una tina con agua muy caliente o muy fría.

Ahora estira todo el cuerpo hacia atrás, apoyando las manos en el suelo. Forma una línea recta que vaya desde las rodillas a los hombros.

No dejes caer aún la cabeza.

Cuando estés preparada, apoya los antebrazos.

Notarás cierta presión en los muslos, y también en los empeines. Aprende a ignorar todo lo que trate de retenerte en estas sensaciones.

Lentamente expande el tórax, lleva los hombros hacia atrás y deja caer tu cabeza.

Observarás cómo aumenta considerablemente la presión en los muslos y en los empeines.

Deshaz la postura lentamente, acudiendo a una contra-postura que relaje tu columna y facilite el retorno adecuado del riego sanguíneo.

> ¿En qué me beneficia?

La abundante irrigación sanguínea de la musculatura dorsal se propaga a la médula espinal, lo que hace subir el tono vital estimulando todas las funciones esenciales del organismo de un modo fisiológico y suave.

El sistema nervioso simpático se beneficia también.

La zona del plexo solar, a menudo presa de espasmos permanentes debidos a la ansiedad constante que destila nuestra vida en exceso agitada, se descongestiona gracias al estiramiento del abdomen aliado a la respiración profunda.

Supta Bhada Konasana (Posición tumbada del ángulo atado). Extensión decúbito supina simétrica con apoyo (fig.13).

> ¿Cómo se hace?

Usando un *bloster* debajo de las lumbares y con un cojín debajo de la cabeza, tensamos un cinturón de yoga desde la espalda baja hasta los pies, que se contraen hacia el perineo.

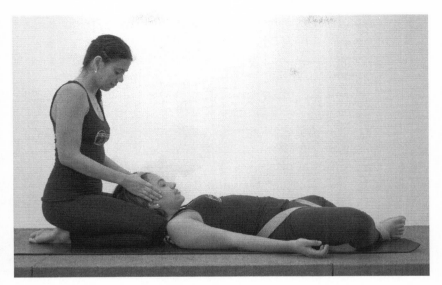

Figura 13.

El cinturón pasa por encima de la cadera.

Es importante que el metal de la hebilla no esté en contacto con la piel, porque la presión puede producir cardenales.

> **¿En qué me beneficia?**

Apertura de caderas, flexibilización de las articulaciones. Ejercicio pasivo que ayuda a la concentración y al empleo consciente de la respiración.

Paschimotanasana (Posición de la pinza).
Flexión decúbito prona (fig.14 y 14 asistencia).

> **¿Cómo se hace?**

Posiblemente sea una de las posturas más populares y mayoritariamente la *gran cruz* de la práctica del yoga físico. Su práctica y dominio a veces hace caer en la obsesión al practicante, tomando esta posición como referencia de una buena práctica

El tronco y las piernas forman un ángulo recto. Para ello, apoya la palma de las manos con los dedos mirando en la dirección de los pies.

49

Empuja con las palmas el suelo, con el objetivo de que tu columna crezca aún más.

Lleva todo el tronco hacia delante, doblando la articulación coxo-femoral, con la espalda recta.

Tu mirada siempre fija, como si estuviera presa de un anzuelo, hacia los dedos del pie. Empuja en su dirección al mentón.

Lleva el abdomen a los muslos y con ambas manos agarra los talones. Empuja con los codos hacia el suelo.

Después continúa acercando el pecho a los muslos y lleva tus manos hacia las plantas de los pies. Rinde el cuello.

Si dejas caer la cabeza, los labios se encontrará en contacto con las rodillas y la nariz después de la rótula.

Mantén siempre los muslos activos y las corvas muy estiradas.

Vuelca la pelvis hacia adelante y flexiona la punta de los pies.

Se trata de una postura límite, de las que más dificultades ofrece a los practicantes. Al contrario que la extensión de espalda suele ser más accesible a los hombres que a las mujeres.

En el caso de volverse muy difícil la ejecución (entra en juego la masa común muscular de la espalda baja, lo que se traduce como poca rotación de las caderas), se pueden colocar los brazos debajo

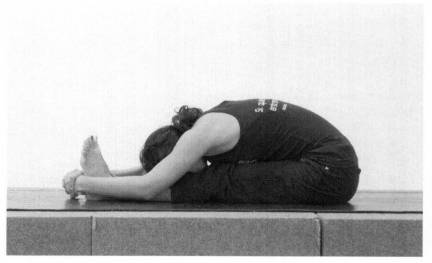

Figura 14.

de las rodillas, bien flexionadas, mientras se sujetan los codos con ambas manos.

El trabajo consistirá en llevar los antebrazos al suelo y muy suavemente, mantener la posición con la espalda recta, lo que implica apertura torácica y abducción de los omóplatos para evitar aumentar la curva cifótica mayoritariamente dominante y que aquí encuentra un motivo para asomar.

De hecho, donde terminan las vértebras dorsales (cóncavas) y comienzan las vértebras lumbares (convexas) es una zona de gran movilidad para el cuerpo, pero aquí esta movilidad no aparece, dado que es un ejercicio de crecimiento, de elongación de la musculatura posterior de la pierna y de separación de los discos intervertebrales

> **¿En qué me beneficia?**

Estira y tonifica la musculatura de la espalda y la cara posterior de las piernas, flexibiliza la columna, intensifica el riego sanguíneo y estimula el sistema inmunológico.

Calma y sosiega la labor del cerebro y evita la depresión cuando esta es suave o incipiente.

Estimula al hígado, los riñones, los ovarios y el útero.

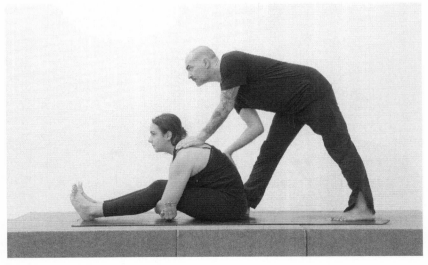

Figura 14 (aistencia).

Setu Bhanda Sarvangasana (Posición del puente en apoyo sobre hombros). Extensión decúbito supina simétrica (fig.15).

> **¿Cómo se hace?**

Hay varias formas de acudir a la posición.

La más natural es desde *Savasana* o tumbado en decúbito supino, llevando las rodillas hasta el pecho y sujetando los tobillos con tus manos: los cinco dedos apuntan en la misma dirección.

Ajustadas las manos, baja las plantas de los pies hasta que toquen el suelo sin quitar las manos, elevando las caderas y llevando todo el peso del cuerpo hacia los hombros, estirando las cervicales. Alarga más aún los brazos caminando con tus pies. Apoya el mentón en el esternón. Arquea todo lo que puedas la espalda. Que no te venza la pereza: siempre se puede un paso más, un centímetro más. Conquístalo. Recuerda que si quieres llegar lejos tienes que andar despacio.

> **¿En qué me beneficia?**

Abre la caja torácica, alivia las cervicales, trabaja sobre la laxitud de los hombros.

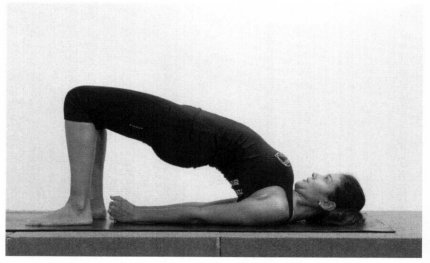

Figura 15.

Pavanamuktanasana (Posición liberadora de gases).
Flexión decúbito supina simétrica (fig.16).

> ¿Cómo se hace?
Tumbada lleva las rodillas al pecho. Cierra las manos sobre las rodillas, presionándolas. Con la inhalación, disminuye la presión, y con la exhalación auméntala. Mantén la postura 60 segundos.

> ¿En qué me beneficia?
Trabaja la zona del abdomen y las lumbares, liberándolas. Favorece la irrigación hacia la cabeza y alivia los miembros inferiores. Alivia la compresión de los filamentos nerviosos que salen desde la columna, en especial los de las zonas cervical y lumbar. Estimula por compresión los órganos de la zona abdominal y pelviana y en las mujeres las gónadas sexuales. Facilita la eliminación de gases. Mejora el sistema digestivo y ayuda a tener buen movimiento.

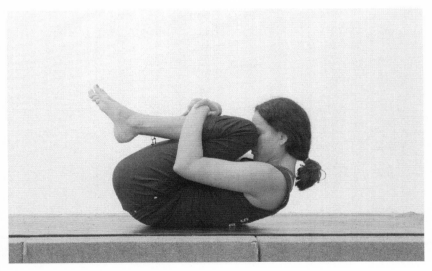

Figura 16.

RECONSTRUCCIÓN POSTPARTO

L a gran mayoría de las mujeres se embarcan en la maternidad con muy poca e incluso ninguna información acerca de las consecuencias que se van a producir las cuarenta semanas del embarazo. No es, además, una cuestión de acceso a la educación ni de nivel cultural.

El cuerpo casi nunca vuelve a ser el mismo. La dilatación abdominal dejará unas secuelas difíciles de erradicar si no nos sometemos a un programa de reestructuración anatómica adecuado y, aun así, tanto el diámetro de cadera como el de cintura se quedarán para siempre más ensanchados. El útero tardará semanas en volver a su tamaño original y durante este tiempo la mujer sufrirá continuas contracciones que pueden llegar a producir dolores que aparecen sin aviso, en su proceso de respuesta fisiológica para cerrar las venas que nutrían a la placenta cuando estaba inserta dentro del útero.

Durante el embarazo el útero aumenta su peso quince veces.

Durante los veinte días siguientes al parto la mujer expulsará el resto del revestimiento del útero junto con las secreciones que se producen al cicatrizar la herida que deja la placenta. Son los «loquios».

A lo largo del embarazo el cabello se habrá vuelto más débil al igual que las uñas. Después del parto, ambos, uñas y cabello se irán recuperando, volviendo a su aspecto original. El sangrado de las encías también desaparecerá. Pero todo esto no es inmediato.

Pero de todo, lo más preocupante es el deslizamiento del útero desde su posición normal en la cavidad pélvica hacia la cavidad vaginal. El útero, que se sostiene en su posición en la pelvis por músculos, ligamentos especiales y otros tejidos, cae dentro de la cavidad vaginal, casi a plomo, cuando estos tejidos conectivos se debilitan. Esto se denomina prolapso uterino y sus primeros síntomas son muy evidentes: se tiene la sensación continua de estar sentada sobre una pelota de tenis, aparece coitorragia (sangrado vaginal) durante las relaciones sexuales, hay una micción continua y, sobre todo, la protrusión del útero y de su cuello a través de los labios vaginales.

Respecto a las mamas, el aumento progresivo durante los nueve meses de embarazo produce la rotura de la dermis (estrías), consecuencia del juego de estiramiento y contracción de la piel.

Las mujeres tras el parto generan leche bajo la influencia de la prolactina y oxitocina (la «molécula del amor» que se libera durante el parto y también en el coito), una encargada de que haya producción y otra de la eyección. Cada vez que las glándulas mamarias se vacían dando alimento al bebe, estas se vuelven a llenar de leche, por lo que a mayor succión habrá más producción. Cuando se experimenta la «subida de leche», los cambios en el tamaño de la mama originarán también flacidez y decaimiento.

Emocionalmente es habitual que después del alumbramiento muchas madres padezcan «depresión postparto». Aproximadamente, del 60 al 80% la sufre un par de semanas, pero algo más de un 20% convive con ella. El grado más leve de esta depresión hace que las mujeres se sientan más sensibles e irritables. En los casos más severos las madres llegan a sentir desde una tristeza persistente hasta culpabilidad, ataques de pánico, ansiedad e incluso rechazo hacia su bebé.

Son muchos los factores que provocan esta situación: el descenso repentino de las hormonas, el deterioro estético que se experimenta, miedo al rechazo por parte de la pareja, etc.

La buena noticia es el yoga. Este va a reestructurar la cintura pélvica, a fortalecer y tonificar la musculatura abdominal, a recolocar los órganos y vísceras que han tenido que dejar espacio al bebé, a devolver el tono natural de los músculos del suelo pélvico (previniendo la incontinencia de orina, el prolapso y las infecciones).

Además, va a regular el sistema endocrino, ayudando a disminuir los cambios de estado de ánimo producidos por el estrés del parto, va a ayudar al descanso y al sueño profundo al actuar como tranquilizante del sistema nervioso, va a mejorar el riego sanguíneo, facilitando la circulación de retorno de las piernas y va a tonificar la musculatura pectoral ayudando a prevenir el decaimiento y flacidez mamarios.

- Protocolo de intervención para la atenuación de los síntomas del síndrome.

Mulabhanda.

Un ejercicio importante para recuperar los músculos de la vagina y regular la continencia urinaria es la «cerradura interna» conocida en yoga como *mulabhanda*. Para principiantes se puede realizar en un principio cuando la mujer micciona.

> **¿Cómo se hace?**

Primero hay que contraer el músculo esfínter anal y llevarlo hacia adentro como si se estuviera tratando de contener una evacuación.

Luego se tiran hacia dentro los músculos genitales de manera que la uretra se contraiga como si se fuera detener, en este caso, la micción. Se contrae en un tercer paso la parte baja del abdomen hacia la columna vertebral hasta que el recto y el órgano sexual estén empujados hacia el ombligo.

> **¿En qué me beneficia?**

Esta contracción incrementa la circulación sanguínea en el área perineal y tonifica los nervios pélvicos.

Estimula los órganos de esta región.

Genera una corriente de impulsos nerviosos y energéticos hacia la cabeza, estimulando los centros superiores del cerebro.

Salabhasana (Postura del saltamontes).
Extensión de columna prona (fig.17).

> **¿Cómo se hace?**

Tumbada en el suelo lleva los brazos detrás de la espalda y estira de ellos en dirección a los pies.

Inhala y separa el pecho y la barbilla del suelo e intenta levantar las dos piernas bien estiradas a la vez, poniendo distancia entre las rodillas y el suelo.

Procura que tus omóplatos se acerquen, contrae los muslos, los glúteos, los lumbares y las dorsales, todo esto mientras retienes la respiración para evitar que tu cuerpo no se balancee.

> **¿En qué me beneficia?**

Fortalece la columna vertebral, beneficia al hígado y al páncreas, activa la tiroides y regulariza los desórdenes ginecológicos.

Repercute positivamente en las glándulas endocrinas.

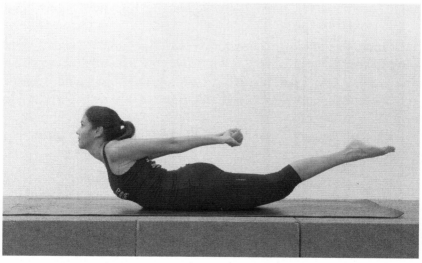

Figura 17.

Torsión bípeda con flexión de columna (fig.18).

> ¿Cómo se hace?

De entrada, esta *asana* no es una postura muy exigente ni demasiado complicada y, sin embargo, es muy intensa si se trabaja con conciencia.

Su máxima dificultad es dejar la palma de la mano en el suelo.

La torsión no es muy radical tampoco.

Empieza desde la posición de la montaña y las piernas se abren más allá del ancho de las caderas.

Toma una buena inhalación y exhala introduciendo el ombligo hacia la columna.

Expande el pecho, abre los hombros y derrama el abdomen y el pecho hacia el suelo.

Exhala empujando la coronilla hacia el suelo observando cómo tu columna se alarga en dirección al suelo hasta quedarte en una posición paralela con este. Deja tus manos en las caderas.

Lleva la palma de la mano de uno de tus brazos al suelo en línea con los pies.

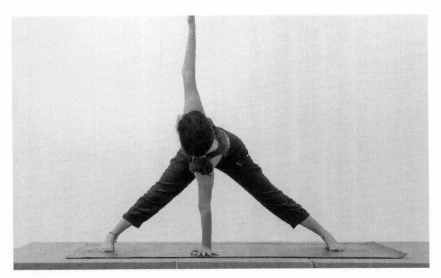

Figura 18.

> **¿En qué me beneficia?**

Tonifica las cadenas musculares de la espalda, favorece la circulación sanguínea de la columna y equilibra la actividad de las glándulas adrenales y las gónadas sexuales.

Combate las hemorroides y el estreñimiento.

Ustrasana (El camello). Extensión de columna (fig.19).

El camello es una de las *asanas* más vigorizantes del mundo físico del yoga. Prepara y fortalece los extensores de la cadera y de la columna para realizar un trabajo intenso sobre el eje vertebral y la apertura de la pelvis.

La dificultad de esta postura reside en evitar el desplome de la parte posterior del cuerpo hacia detrás. Para ello se puede pegar la cara superior de los muslos en una pared.

> **¿Cómo se hace?**

Aferra los tobillos con las manos. Inhalando profundamente, levanta la pelvis y empújala hacia adelante mientras elevas los músculos de los muslos hacia el tronco.

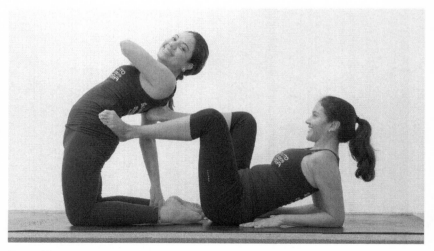

Figura 19.

Enarca el tronco mientras abres el pecho y los hombros.

Exhala, dejando caer la cabeza hacia atrás.

Sujeta la cabeza juntando tus omóplatos.

Los muslos se encuentran firmes y verticales.

No cedas a la idea de dejar caer el cuerpo hacia atrás. Juega.

Realiza una torsión llevando la mano derecha al tobillo izquierdo y elevando el brazo izquierdo, y viceversa.

En un paso más adelante quita las manos de los tobillos y lleva los brazos detrás de tu cabeza, y sostente en contra de la gravedad.

También puedes arquear al máximo tu espalda, tumbar ligeramente el cuerpo y llevar las manos más allá de tus pies, y mantenerte así o de nuevo extender uno de tus brazos.

Tienes que ver lo que hay detrás de tu espalda en cualquier caso. Proyecta siempre la cadera hacia el frente.

Otra opción, cargada de poesía, es llevar un solo brazo mientras el otro se sitúa en el pecho y el codo apunta el ángulo superior opuesto a la mano.

> **¿En qué me beneficia?**

Tonifica el aparato genital-urinario, aumenta la diuresis, mantiene a salvo los riñones y facilita la eliminación de toxinas.

Sarvangasana (Postura sobre los hombros). Invertida (fig.20).

> **¿Cómo se hace?**

Sin duda esta es una de las *asanas* más completas y beneficiosas para los órdenes físico y psíquico. Se trata de una flexión cervical y torácica; y lumbar hacia extensión neutra. Los codos también están flexionados y es un clásico entre las *asanas* que componen una *sadhana*.

Para realizarla partimos desde el suelo en posición prona. Se llevan las rodillas al pecho y después se forma con ellas un ángulo recto. Apoya los codos firmemente en el suelo. Pega esos codos a las costillas. La punta de los dedos mira al techo, muy activos los dedos, juntos, tipo robot.

Flexiona las rodillas, llevándolas hacia el pecho y con un impulso desde el abdomen, forma con ellas un ángulo recto a la par que clavas los codos en el suelo. Eleva las nalgas con la fuerza de tus caderas. Endereza el tronco hasta que este quede vertical.

El esternón se aproxima al mentón: *jalandara bhanda*. Tus pulgares, en el hueco entre la penúltima y última costilla. El resto de los dedos confluyen hacia las lumbares.

En la postura final, ambos codos se acercan y todos los dedos apuntan en la misma dirección mientras se afloja el mentón, lugar donde cae toda la tensión.

Aunque el peso cae sobre los hombros, el asiento de la postura es la mandíbula.

Para mantener una alineación neutra de las piernas en la postura contra la fuerza tirante de la gravedad, los isquiotibiales mantienen los muslos apretados y extienden las caderas. El romboides actúa para aducir los omoplatos y el trapecio para elevar el ángulo inferior escapular. Permanecer en la postura es muy exigente, mucho menos que realizarla. Sin la integridad de la cintura escapular, el peso se desploma inevitablemente hacia el tórax y el diafragma se obstruye impidiendo la respiración. Como toda invertida, parte de su dificultad proviene de la gravedad que atrae al paquete abdominal hacia el cráneo sofocando a la respiración.

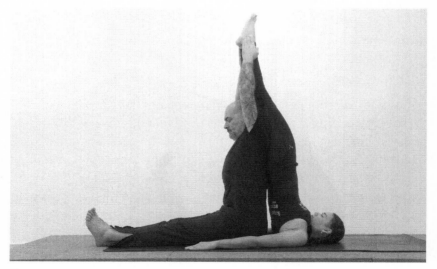

Figura 20.

62

Los músculos abdominales juegan un papel esencial estabilizando a los órganos internos.

> **¿En qué me beneficia?**

Descongestión de piernas y vísceras abdominales y mejora de las glándulas tiroides. Retraso del proceso catabólico.

Adho Mukha Svanasana (Postura del perro que mira hacia abajo). Flexión de columna y cadera (fig.21, 22 y 23).

> **¿Cómo se hace?**

Empieza en la posición del niño, *Balasana.*

Coloca las manos a una distancia de unos cinco centímetros de cada uno de los hombros formando una V.

Balasana te va a marcar la longitud del cuerpo, así que alarga los brazos, presiona firmemente las palmas contra el suelo y con una inhalación, apoya los dedos del pie, dobla las rodillas, eleva los isquiones y levanta las caderas.

Abre bien los dedos de las manos y presiona las palmas firmemente contra el suelo. Alarga los dedos.

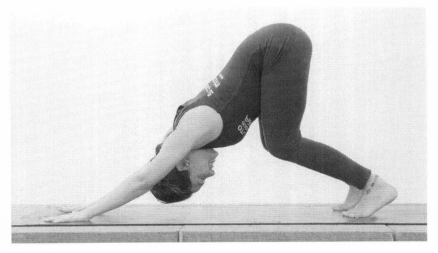

Figura 21.

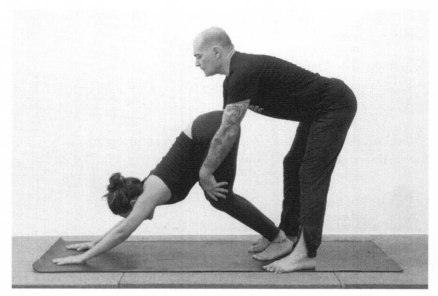

Figura 22.

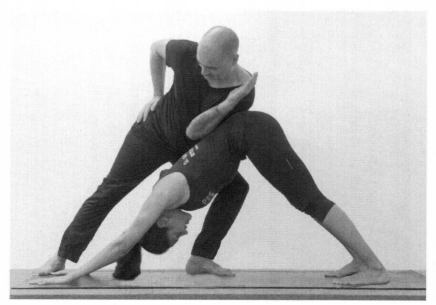

Figura 23.

Flexiona las rodillas como si quisieras pegar los muslos al pecho.

Mueve la cadera derecha e izquierda para acomodarte y lentamente comienza el descenso de los talones al suelo, intentando que los pies queden paralelos.

Percibe la altura de tus caderas con respecto al corazón.

No mires el ombligo, mantén las orejas alineadas con los brazos superiores y fija la mirada en un punto entre las manos. Si tu laxitud es mayor, baja la frente lo más cerca que puedas del suelo.

Relaja los músculos del cuello.

Puedes afirmar con la cabeza sin sentir contracturas ni fuerzas que se opongan a nivel cervical.

Es la invertida más segura para el practicante indeciso; permite abandonarla con facilidad, controlar la respiración adecuadamente e ir aumentando su intensidad durante su ejercitamiento. Favorece la exhalación respiratoria y el retorno venoso desde el tren inferior. Durante la inhalación el abdomen, empujado por el tórax, empuja a las vísceras en contra de la gravedad.

> **¿En qué me beneficia?**

Estimula nervios y músculos de brazos y piernas, alinea la columna y tonifica la espina dorsal superior.

Bhujangasana **(Postura de la cobra).**
Extensión decúbito prona (fig.24 y 25 asistencia).

> **¿Cómo se hace?**

Apoya las manos a la altura de las axilas.

El antebrazo está perpendicular al suelo.

Exhalando, arrastra la nariz y luego la frente y la barbilla por el suelo y proyecta tu cuerpo empujándolo con la punta de los dedos de los pies. Trasládate y continúa elevando la cabeza y luego el pecho, utilizando solo la fuerza de tu espalda.

Emplea la fuerza de tus brazos empujando el suelo, elevando el tronco hacia arriba y hacia atrás.

Los codos están hacia el interior y ligeramente flexionados, pegados a las costillas.

Las caderas y el ombligo están próximos al suelo.

Presiona el sacro contra el suelo. La respiración ha de ser torácica para evitar el balanceo. Conviértete en una serpiente que, escondida en un macizo de flores, está a punto de escupir su veneno.

A mayor arco, mayor estiramiento del brazo, pero evita la tentación de estirar del todo los brazos para evitar hundir la cabeza entre los hombros, ya que nuestra intención es separar las orejas de los hombros lo que podamos.

Busca ante todo la apertura de la caja torácica, no la convexidad de las dorsales, aunque esté implícito.

Si encuentras mucha presión a nivel lumbar, abre las piernas en V y distiende las nalgas.

> **¿En qué me beneficia?**

Flexibiliza la columna y alivia la hernia discal y la ciática. Beneficia al hígado y regulariza la tiroides, así como los desórdenes ginecológicos.

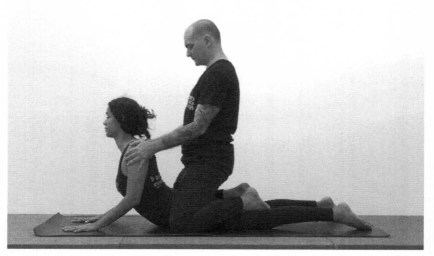

Figura 24.

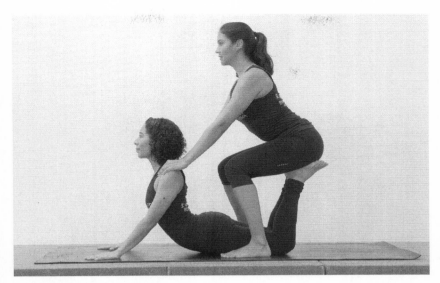

Figura 25 (asistencia).

Halasana (El arado). Flexión invertida (fig.26).

> **¿Cómo se hace?**

Desde *Sarvangasana*, postura sobre los hombros, exhala y dirige las rodillas hasta que toquen las cejas, flexionando la cadera y relajando durante unos instantes las piernas.

Tu cuerpo te agradecerá esta breve tregua.

Estira las rodillas y con tus manos en la misma posición que mantenías en *Sarvangasana*, empuja la espalda levemente, hasta que los dedos de los pies tocan el suelo.

Mantén las rodillas estiradas y para poder respirar con fluidez, separa el mentón del pecho.

Deja tus manos paralelas a la columna, no sujetes las caderas.

Podrás comprobar cómo puedes mover la cabeza hacia los lados sin dificultad, aunque habitualmente te habrán adiestrado para no hacerlo.

> **¿En qué me beneficia?**

Tonifica los nervios espinales y combate el estreñimiento.

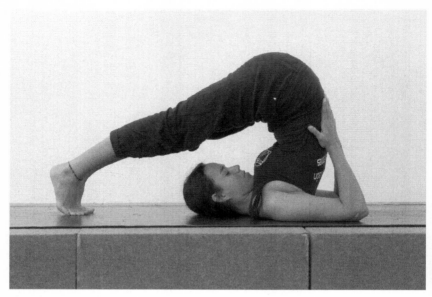

Figura 26.

Marjurasana (El gato). Postura cuadrúpeda en flexión-extensión alterna (fig.27 y 28).

> ¿Cómo se hace?

Se la considera una posición de principiante, lo que no es, ni mucho menos, cierto.

La colocación del cuerpo del practicante es la misma que una mesa o un animal cuadrúpedo, con el corazón horizontal al suelo.

Las muñecas, codos y hombros formar una línea y están perpendiculares al suelo.

Las rodillas están verticales a las caderas. La espalda se enarca levemente desde la lumbar, permitiendo la caída ligera del ombligo. La mirada se dirige al cielo.

Acto seguido la espalda hace un movimiento de ola, el ombligo se aleja del suelo contrayéndose hacia la columna.

La espalda se vuelve cóncava, se exhala, la mirada se dirige al ombligo, y en la siguiente inhalación volvemos a la primera postura de la que hemos partido.

Es un movimiento abiertamente sensual, además de recolocar nuestra columna.

He encontrado que algunos profesores de yoga llaman al segundo movimiento *Goasana* (postura de la vaca) pero sinceramente no le encuentro mucho sentido a esto dado que ambos son movimientos propios de un gato, bien cuando se encuentra demandando mimo, bien cuando eriza su lomo al bufar.

> **¿En qué me beneficia?**

Estira la columna en el área posterior alternándola con la anterior.

Moviliza de este modo toda la columna, suministrando un suave masaje que afecta a los órganos abdominales, aliviando el estrés.

Previene el dolor de espalda, corrige malas posturas y endereza la columna.

Fortalece el deltoide del hombro, masajea los órganos internos, tonifica el abdomen y tiene un efecto a largo plazo adelgazante si se practica de forma regular.

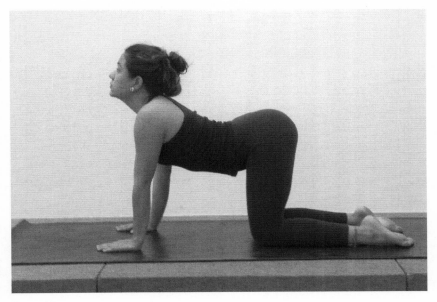

Figura 27.

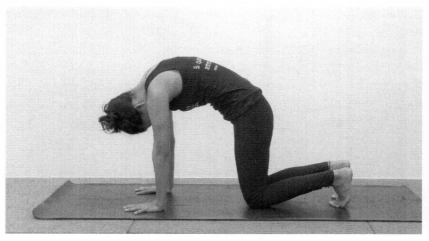

Figura 28.

Ananda Balasana (El niño feliz).
Flexión decúbito supina (fig.29).

> ¿Cómo se hace?

En *Balasana* prona la columna se estira hacia el frente, lo que supone un gran estiramiento en relación con las posturas de extensión. En decúbito supino se trata de una *asana* en la cual se parte de las piernas estiradas y los brazos a los lados del cuerpo.

Después se levantan las piernas hacia el cielo, doblando las rodillas y conduciéndolas hacia el pecho, hasta que los muslos quedan horizontales. Las pantorrillas quedan perpendiculares.

Se sostienen las plantas de los pies con las manos o los dedos gordos con los pulgares e índices de las manos y se abren las piernas dejando después, de forma optativa, las rodillas fuera de las axilas.

Esto crea una resistencia al empujar las piernas en dirección al suelo y provoca el estiramiento de las ingles, la espalda y la espina dorsal.

Abre los muslos, el pecho, las caderas, las ingles.

Si se practica correctamente es una posición universal.

No debe implicar el trabajo del cuello o sobreesfuerzos a la hora de capturar las plantas del pie.

Si resultara complicado sujetar las plantas de los pies, se puede agarrar la cara interior de los muslos

> ¿En qué me beneficia?

Esta posición, aunque parece simple, es muy completa: reduce el estrés y calma la mente al ralentizar el ritmo cardíaco y dejar la mente en blanco.

Además, abre la pelvis, la cintura escapular y el tórax.

Mitiga el cansancio y la depresión.

Estira la columna vertebral, la espalda y la cara interior de los muslos.

Por último, libera la tensión en la espalda baja, disminuyendo la presión y el dolor si lo hubiera.

Fortalece brazos y hombros.

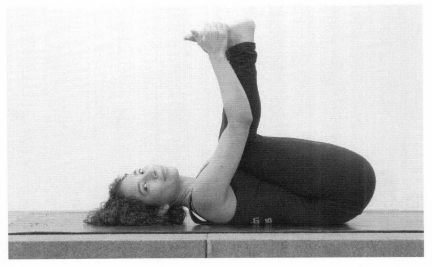

Figura 29.

MENOPAUSIA

C uando el reloj vital señala que se ha llegado al final del ciclo reproductivo, se comienza a producir un lento pero inexorable cese de la función de los ovarios que va a conducir a una disminución de los niveles de los estrógenos y que a la postre es responsable directa de la aparición de los síntomas que caracterizan a la menopausia.

Se produce entre los 45 y 52 años y el proceso suele durar entre 6 meses y un año.

Se caracteriza por una explosión interna de calor que no se exterioriza y que nace en el pecho y se extiende radialmente hacia el cuello y cara. Normalmente dura apenas unos minutos.

También son notables otros síntomas como sequedad vaginal, taquicardia y micción urgente. Se pierde parte de la elasticidad de la piel y hay cambios en la textura y consistencia de las mamas.

Además, aparecen episodios de ansiedad, depresión, irritabilidad, insomnio, fatiga, dificultad en la concentración y edemas, además de una disminución en la libido, que se puede ver agravado por las molestias producidas en la relación sexual.

Esto es solo el principio, a largo plazo la menopausia va a tener tres efectos principales.

Por un lado, un mayor riesgo de enfermedad cardiovascular, entendiéndose por esta la aparición de hipertensión. Este fenómeno se ve agravado por la disminución del colesterol que familiarmente conocemos como *bueno* a favor del colesterol *malo*, lo que favorece la arteriosclerosis. Por otro lado, otra consecuencia es la osteoporosis. Los huesos se debilitan y se pueden romper fácilmente. Este proceso aparece en los primeros cinco años después de la llegada de la menopausia, ralentizándose posteriormente. Por último, existe una última fase denominada postmenopáusica que se caracteriza por cambios fisiológicos del aparato genital: empequeñecimiento de los ovarios y el útero, pérdida de esbeltez provocada por el aumento de hasta el 16% de la grasa abdominal y flacidez del tejido mamario.

Las posturas de yoga, aunque no ayudan a aumentar la producción de estrógenos, pueden ayudar a aliviar los síntomas y mejorar el funcionamiento del sistema endocrino.

Determinadas *asanas* tienen un efecto positivo sobre la glándula pituitaria, la tiroides y la paratiroides. El hígado, el páncreas y el bazo son, de hecho, los filtros del cuerpo ya que en ellos se acumulan todas las toxinas.

Por esta razón varias de las posiciones de yoga, así como las respiraciones que ofrecemos a continuación, están especialmente recomendadas para la menopausia y perimenopausia dado que incluyen ejercicios para la limpieza de estos órganos.

Todas las inversiones y las posturas para estimular las glándulas suprarrenales y los órganos reproductivos son útiles.

- ## Protocolo de intervención para los sofocos.

Kapalabhati.

Se trata de un *pranayama* de fuertes exhalaciones provocadas por la contracción de los músculos abdominales, intercalando inhalaciones de carácter pasivo, debido al movimiento natural de compensación de la presión interior con la del medio exterior.

La absorción habitual de aire es 20 litros por minuto (lo que suman 15.000 litros al día) pero esta respiración lo multiplica por diez.

Kapalabhati tiene como consecuencia la disminución de la cantidad de anhídrido carbónico con respecto al oxígeno.

Esta hiperventilación no puede mantenerse más allá de 10 minutos en ningún caso.

Superados estos minutos, el practicante pierde control sobre el proceso y aparece un periodo de apnea, respiraciones superficiales en las que la toma de aire baja a 50 ml.

Este periodo suele dar paso a otro ciclo de hiperventilación, nueva pérdida de control y nueva apnea consecuente, y así sucesivamente.

Lo que sucede es que los centros vegetativos toman el control e inducen al practicante a un estado continuo de apnea.

Durante esta apnea, la presión relativa del oxígeno cae a valores muy bajos. A esto se le denomina hipoxia.

Lógicamente sube la cantidad de CO_2 que hay en el cuerpo (hipercapnia).

Estos procesos afectan al nivel de calcio. Al eliminar tanto CO_2 —ácido— aumenta el pH de la sangre, pasando de 7,4 a 7,6.

A esto se le denomina alcalosis respiratoria, un trastorno hidroelectrolítico que provoca el desplome del calcio en el plasma sanguíneo y del potasio intercelular, dificultando la entrada de oxígeno en las células cerebrales.

Esto genera una gran sensación de calor y estimula a las cadenas musculares.

Esta respiración tiene muchas contraindicaciones.

Puede provocar un aborto en una embarazada, por ejemplo, y en casos de desequilibrios mentales leves, disparar una paranoia.

Su uso continuo crea estados alucinatorios.

También está muy contraindicada en enfermedades coronarias, respiratorias, vértigos, hipertensión, epilepsia, hernias y úlceras.

Sin embargo, es un «lavado de cerebro» por su limpieza del pasaje nasal y vías respiratorias y la eliminación de la mucosidad. Aumenta la fuerza del latido cardiaco, «entrenando» al corazón.

El sistema respiratorio estimula al cerebro pues al inhalar lo comprimimos ligeramente gracias al líquido cefalorraquídeo, descomprimiéndolo al exhalar. Esto es un tipo de estimulación mecánica que en *kapalabhati* se enfoca a la descomprensión.

Kriya hepática (fig 30 y 31).

Relaja el rostro y sonríe, respirando por ambos lados de la boca, con los labios muy apretados.

Tumbada sobre tu espalda con los brazos a los lados y las palmas mirando hacia el suelo.

Inhala a través de la nariz y flexiona las piernas apoyando la punta de los dedos del pie.

Exhala y en la siguiente inhalación, girando las caderas lleva las piernas en dirección al pecho, apuntando con el filo de tus pies perpendicularmente. Repite la secuencia 10 veces.

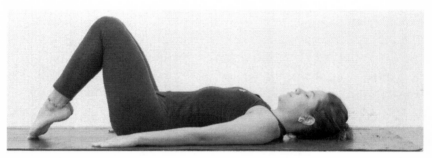

Figura 30.

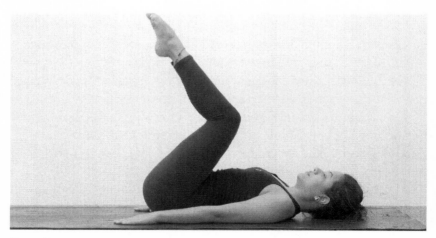

Figura 31.

Viagra Kapotanasana (**La paloma tigre**).
Extensión de columna (fig.32).

> ¿Cómo se hace?

Se flexiona la pierna derecha hacia el frente, formando una línea paralela con las caderas, dejando las nalgas sobre el talón mientras se estira la pierna izquierda hacia atrás.

Se yergue la columna y en la siguiente inhalación se realiza una suave extensión, abriendo el pecho.

Se doblan los brazos a la altura de los codos y se colocan las manos con las palmas arriba mirando el cielo a la altura de los hombros.

Se repite cambiando de pierna.

> ¿En qué me beneficia?

Estira y mueve la circulación a los órganos reproductivos.

Disminuye calambres, tensiones en la parte inferior de la espalda, limpia el hígado y equilibra las hormonas.

Combate la neurosis ciática.

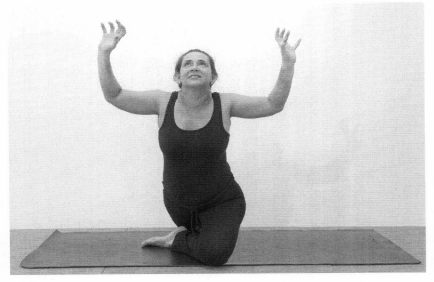

Figura 32.

Ardha Halasana (Medio arado). Flexión invertida (fig.33).

> **¿Cómo se hace?**

Como su postura completa, *Halasana*, partimos de estar tumbadas en decúbito supino, pudiendo colocar una silla detrás de la cabeza para no dejar las piernas oscilantes en el aire y volver a la posición, en lugar de accesible, un reto.

Elevando los glúteos con la fuerza de tus caderas, a la par estiras las rodillas y dejas los dedos de los pies sobre el asiento de la silla, en flexión, empujando los talones hacia el asiento.

Si no estuviera disponible este tipo de soporte es posible emplear una pared midiendo las distancias oportunas o incluso solicitar al instructor su ayuda.

La columna lumbar y el tórax se encuentran en flexión.

La columna cervical está muy estirada.

Las rodillas se encuentran extendidas.

La barbilla debe encontrarse alejada del pecho para facilitar la respiración.

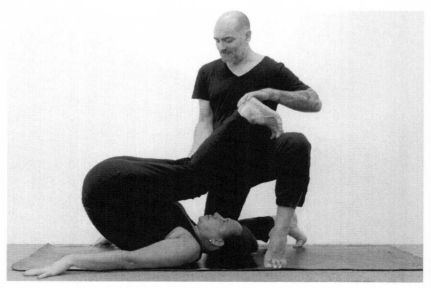

Figura 33.

Se empuja con firmeza el suelo y se dejan los brazos al costado del cuerpo, firmes pero suaves, decididos.

> **¿En qué me beneficia?**

Tonificación de los nervios espinales y flexibilización de la columna. Combate el estreñimiento.

Beneficia al hígado, páncreas y a los riñones al proporcionar un masaje. Influye en la tiroides.

Ardha Parsvotanasana **(Media pirámide).**
Flexión de columna y cadera bípeda (fig.34 y 34 continuación).

> **¿Cómo se hace?**

Nos vamos a convertir en una pirámide humana individual. Para ello empezamos en nuestra tradicional posición de partida bípeda, *Tadasana.*

Abre tus piernas un paso más allá de la anchura de tus caderas y lleva un pie hacia el frente mientras que el otro se abre 45° al exterior.

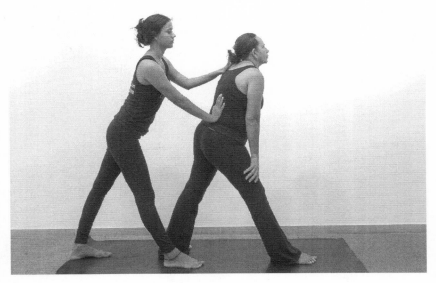

Figura 34.

79

Las piernas han de estar extendidas en todo momento.

Dirige tu pelvis y torso en su dirección y estira la columna, alejando tus cervicales lo más que puedas de las caderas.

Manteniendo tu espalda recta, exhala y comienza a descender la barbilla en dirección a la rodilla, dejando el abdomen y tórax paralelos al suelo. Esto sería una pirámide abierta. En caso de hacer la postura completa, la cabeza se dirigiría hacia la rodilla. Se trataría de una pirámide cerrada.

El lado de la cadera de la pierna adelantada hay que empujarlo hacia detrás.

Los talones deben estar alineados, aunque haya una diferencia de grados entre los pies.

Permite que las manos caigan a ambos lados del pie que tienes adelantado o, en caso de no alcanzar las piernas, a ambos lados de los costados, acompañando la línea de cadera a hombro.

Se permanece en la postura diez segundos.

> **¿En qué me beneficia?**

Alineación de las extremidades y de la columna, tonificación de la cadena muscular de la espalda, flexibilización de la columna, estimulación del riego linfático e incremento del riego sanguíneo.

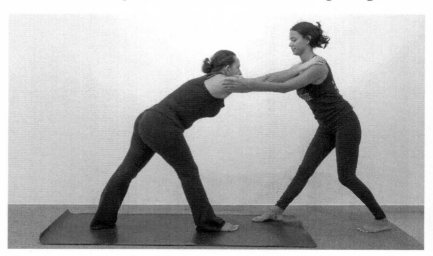

Figura 34.

Estiramiento de los músculos isquiotibiales y adelgazamiento y tonificación de la pierna en general.

Otorga flexibilidad a la columna y «engrasa» los mecanismos rotadores de la cadera.

Facilita el proceso digestivo.

Con hipertensión no se debe bajar la cabeza y con lumbalgia hay que evitarla.

Activa la circulación de la sangre y aumenta rápidamente la flexibilidad de la cadera.

Mejora la respiración lo que la hace ideal para combatir el estrés.

Paripoorna Navasana **(El barco). Flexión de cadera (fig.35).**

> **¿Cómo se hace?**

Sentada en el suelo, aparta con la ayuda de tus manos los glúteos y siéntate sobre los isquiones. Inclina ligeramente tu cuerpo hacia atrás, al tiempo que doblas las rodillas y levantas las piernas del suelo.

Adopta una forma más cóncava redondeando la parte inferior de la espalda.

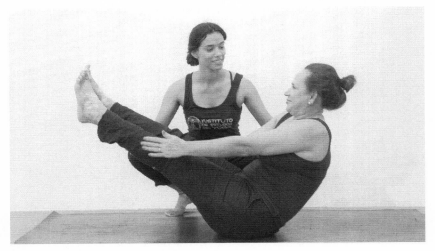

Figura 35.

Endereza las piernas hasta que estén totalmente estiradas. Los pies tienen que estar más altos que la cabeza. Tensa el abdomen, pero mantén más tensos los cuádriceps.

> ¿En qué me beneficia?

Tonifica el abdomen y activa los músculos de la parte inferior de la espalda. Vigoriza las piernas.

- Protocolo de intervención para la depresión.

***Uttanasana* (La pinza).**
Flexión de columna y cadera (fig.36 y 36 ajuste).

> ¿Cómo se hace?

Es una poderosa flexión que requiere mucha práctica y ganas.

Los dedos de los pies han de estar juntos y los talones un poco separados.

Crece hacia el cielo y rotando desde las caderas, como el mecanismo de un reloj, quédate imitando la forma de una alcayata.

Los practicantes noveles tenderán a redondear la espalda, lo que provocará que, efectivamente, la frente se encuentre con las rodillas, pero de una forma insana.

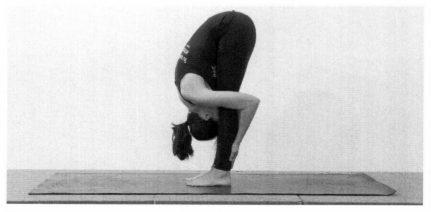

Figura 36.

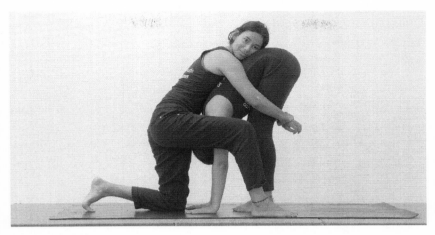

Figura 36 (ajuste).

Si mantenemos la espalda recta y no cóncava conseguiremos que el pecho y el abdomen se unan a los muslos y podremos desplazar el cuerpo hacia el suelo, empujando el cráneo en esta dirección. Se trata de un ejercicio de alargamiento de la columna hacia las mismas raíces.

Exhala todo el aire, evita que el abdomen se convierta en un obstáculo. Cuando se vacíe el pulmón, flexionamos. La cadera va hacia adelante, dado que no flexionamos desde la cadera, sino desde las articulaciones de la pierna.

Intenta en todo momento echar la cadera hacia adelante y hacia arriba para facilitar el descenso del tronco.

La respiración es básica: cuando inhales eleva el torso y estira. Cuando exhales pega el pecho y el abdomen a los muslos.

No trates de quedarte plegada todo el tiempo. Juega con acercarte y alejarte según dilates el diafragma o el abdomen. Si no es así la postura se volverá molesta y no incitará a repetirla.

> **¿En qué me beneficia?**

Tonificación de la cadena muscular de la espalda, flexibilización de la columna, estimulación del riego linfático.

Rejuvenece el sistema nervioso.

Reduce considerablemente el estrés y la ansiedad.

83

Khumbakasana (La tabla).
Apoyo sobre miembros decúbito prono simétrico (fig. 37).

> **¿Cómo se hace?**

Las manos están delante de los hombros y van a sostener casi todo el peso. Estira los brazos.

Empuja hacia el techo las vértebras situadas entre los omóplatos.

Expande la parte superior de la espalda y estira la parte posterior del cuello, con los ojos mirando hacia el suelo.

Empuja los músculos abdominales contra la columna vertebral. Mete los dedos de los pies, levanta las rodillas.

Estírate en un solo plano, desde la parte posterior de la cabeza hasta los talones pasando por el sacro.

Aprieta las nalgas y empuja el pubis hacia la columna. Relaja la garganta.

> **¿En qué me beneficia?**

Similar a una flexión de brazos en el gimnasio tonifica los músculos abdominales y fortalece brazos y muñecas.

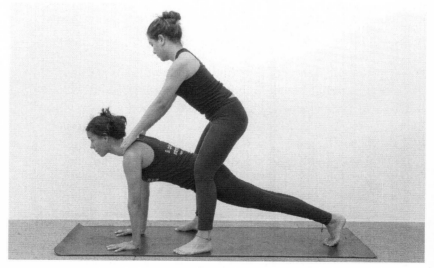

Figura 37.

- Protocolo de intervención para la osteoporosis.

La osteoporosis es una enfermedad que afecta al cuerpo óseo y está provocada por la disminución de las proteínas que constituyen su estructura y de las sales minerales que contiene, en particular calcio.

El hueso es menos resistente y más frágil de lo normal por lo que tiene menos resistencia a las caídas y se fractura con facilidad, sobre todo la columna, cadera, los fémures y los antebrazos.

Hay un número de causas de la osteoporosis, pero afecta sobre todo a mujeres postmenopáusicas debido a la disminución de la producción de estrógenos y otras carencias.

La estadística es triste: al menos el 50% de las mujeres mayores de 50 años tienen en algún momento una fractura de muñeca o cadera producto de la osteoporosis.

El cien (fig.38).

___

> **¿Cómo se hace?**

Recostada sobre la espalda, extiende los brazos en el suelo paralelos al tronco y levanta las piernas hasta formar una escuadra con el cuerpo.

Estíralas hacia arriba y amartilla los talones, haciendo que los dedos señalen a la cara, pero sin acercar las piernas al cuerpo.

Mantén la postura cinco respiraciones completas, descansa y vuelve a realizar el ejercicio otras cinco respiraciones, hasta una serie de tres a cinco.

> **¿En qué me beneficia?**

Se trata de un ejercicio fuertemente abdominal.
Atenúa los dolores de la espalda baja.

Apertura torácica (fig.39).

___

> **¿Cómo se hace?**

Sentada en el suelo con las piernas estiradas, cruza los brazos de modo que cada mano se encuentra abrazando el hombro opuesto.

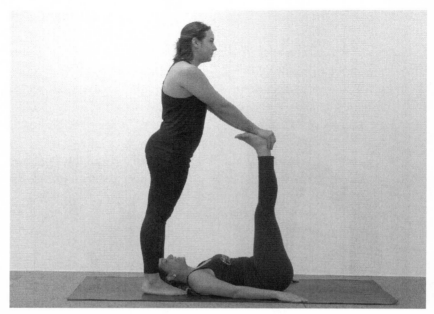

Figura 38.

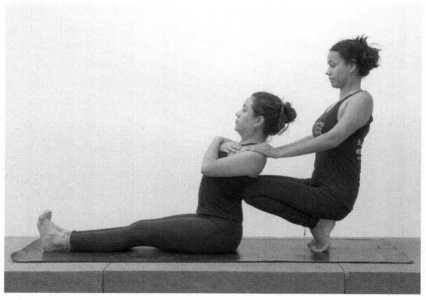

Figura 39.

86

La espalda tiene que estar muy erguida, se tiene que sentir cómo los discos intervertebrales se separan. Los músculos abdominales se estiran hacia el pecho y por debajo de las costillas sin que eso implique a los hombros.

Arquea la espalda alta y eleva el pecho hasta que mire al cielo, como si tuvieras una linterna que quisiera alumbrarlo.

La cabeza y el cuello tienen que ser una prolongación de la espalda.

> **¿En qué me beneficia?**

Otorga fortaleza y con ello menor riesgo de fracturas. Se fomenta la flexibilidad del tronco superior y se robustece la batería muscular. Una postura correcta facilita la realización de actividades cotidianas.

**_Ardha Vasistasana_ (Media postura del sabio Vasista).
Apoyo decúbito lateral (fig.40).**

> **¿Cómo se hace?**

Sentada lateralmente en el suelo. Vuelve el talón del pie derecho hacia fuera y descansa la parte externa del otro pie sobre el suelo, en una línea recta.

Traslada el peso al antebrazo que te sustenta en el suelo. Haz que el cuerpo se desplace hacia este para fortalecer el empuje de la cadera hacia detrás y no formar una V. El hombro derecho ha de encontrarse alineado con la mano derecha. Eleva la pierna, recta, todo lo que puedas. No descanses las caderas y usa los músculos abdominales para tensar el cuerpo. Gira la cabeza.

Requiere atención. Focaliza.

> **¿En qué me beneficia?**

Tonifica la musculatura de la espalda e intensifica la circulación sanguínea. Da elasticidad a los abductores. Combate la diabetes.

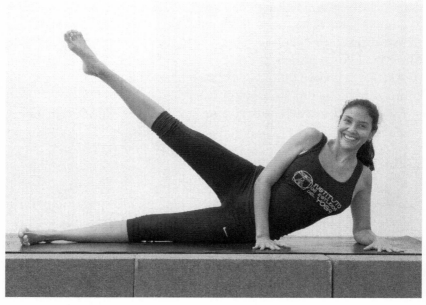

Figura 40.

Alas (fig.41 y 42).

> ¿Cómo se hace?

Sentada, en el suelo o en una silla, flexiona los codos de modo que queden en la cintura y los brazos paralelos al suelo. Exhala y abre los brazos perpendiculares al suelo. Inhala y al exhalar nuevamente vuelve a la posición original.

Junta los omóplatos aprovechando el movimiento de apertura
Asegúrate de la rectitud de la espalda.

> ¿En qué me beneficia?

Fortalece la musculatura paravertebral. Da fuerza y flexibilidad, abre la caja torácica y aumenta el caudal respiratorio. Estira los abdominales.

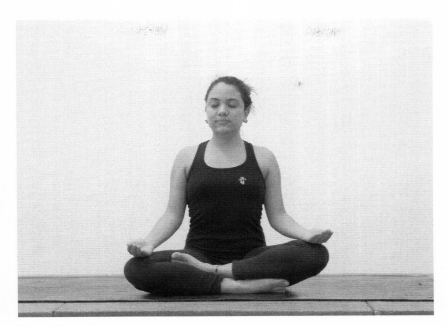

Figura 41.

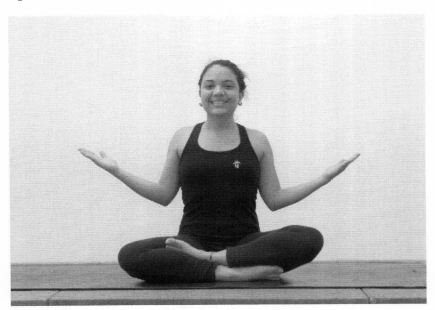

Figura 42.

6

YOGA Y CÁNCER DE MAMA

Creemos que sabemos muchas cosas acerca del cáncer, pero en realidad no es así. Cuando yo era niño eran extraños los casos de cáncer entre el vecindario. Pero lo que estaba claro es que se hablaba de alguien que estaba muerto, aunque aún respirara.

Hoy en día el número de pacientes aquejados de cáncer es tan amplio que todo el mundo conoce a un allegado que lo padece, pero, sin embargo, su tasa de supervivencia es muy elevada. Se sobrevive. Se le vence.

Junto a este cambio en número y mortandad se han desarrollado múltiples teorías acerca de la naturaleza y el porqué de esta «rebelión celular». Estas hipótesis que se fundamentan desde una alimentación deficiente, traumas emocionales, exposiciones a ambientes perjudiciales o los efectos del estrés sobre el sistema inmunológico, no demuestran sino lo poco que sabemos del cáncer y su génesis, y lo mucho que creemos saber apoyándonos en fundamentos, a veces, muy poco empíricos. No se debe pensar en el cáncer como una enfermedad de causa única, sino más bien como el resultado final de una interacción de múltiples ingredientes: herencia genética, tabaquismo, sobrepeso, ingesta de drogas, e incluso la raza, son factores de riesgo.

Lo que sí es cierto es que el cáncer se basa en un «error», en un fenómeno cotidiano llamado «apoptosis», un suicidio colectivo celular que permite controlar el tamaño de la población de nuestras células evitando el estancamiento de células que han mutado, volviéndose dañinas y muy peligrosas si se reproducen a sí mismas.

Habitualmente, células sanas y mutadas desaparecen en esta «muerte programada» pero hay algunas que no lo hacen y empiezan a reproducirse sin restricciones, convirtiéndose así en un carcinoma. De este modo el propio organismo reproduce las células malignas que invadirán a gran velocidad los tejidos que tienen cerca. Pero además tiene la peculiaridad de poder emigrar (metástasis) a otras partes del cuerpo, dando origen a nuevos tumores y aumentando así su peligrosidad.

El origen de la resistencia a la apoptosis lo encontramos en mutaciones en el ADN. Habitualmente, esta «rebelión» es subyugada en los ganglios linfáticos; pero en ocasiones las células rebeldes sobreviven. Su objetivo, al contrario de una invasión vírica o bacteriana que no pretende sino dominar la vida del cuerpo al que parasitan, solo busca la destrucción.

El cáncer de mama consiste en un crecimiento anormal y desordenado de las células del tejido mamario.

La mama está formada por una serie lóbulos y lobulillos conectados entre sí por unos tubos (conductos mamarios) que son los que conducen la leche al pezón. Los conductos mamarios están inmersos en un tejido adiposo y un tejido conjuntivo, que, junto con el tejido linfático, forman el seno. Estos aumentan de tamaño considerablemente durante la menstruación.

Dentro del mundo de la mujer, el estrógeno es una hormona que juega un papel de gran importancia en su salud.

El estrógeno es un producto más del sistema endocrino, un medio de comunicación que se encarga de coordinar una gran cantidad de procesos fisiológicos mediante respuestas químicas llamadas hormonas a estímulos como la luz, la oscuridad, el estrés o el baile. Para llegar a las células, las hormonas se segregan en la sangre o lo hacen por difusión en el líquido intersticial. Una vez que han alcanzado a sus células «diana», estas son reconocidas y se desencadenan reacciones específicas, desde taquicardia a sueño, agresividad o alegría.

Después del ciclo menstrual, los ovarios de la mujer comienzan a producir estrógeno que, entre otras cosas, tiene que ver con el apetito sexual, el delineamiento de la silueta femenina, la pigmentación de los pezones y el regulamiento del ciclo, reconstruyendo el revestimiento interno de la pared uterina para preparar al cuerpo ante la anidación de un huevo, se produzca o no la inseminación.

Si no se produce el embarazo, el revestimiento de la pared del útero recién construido se desprende, se produce una nueva menstruación y las mamas vuelven a su volumen previo al proceso.

En algunas ocasiones los cambios en el tejido mamario mutan de forma diferente.

Nuestro sistema inmunológico, un auténtico guardaespaldas, está formado por una serie de recipientes y vasos que conducen la linfa, un líquido formado por glóbulos blancos. Estas células guerreras, que continuamente montan guardia o patrullan el cuerpo, reconocen cualquier sustancia extraña al organismo. Cuando una célula muta por la razón que sea (radioactividad, tabaquismo, etc.) los glóbulos blancos lo interpretan como si fuera una amenaza exterior: los vasos sanguíneos se dilatan, sus paredes se vuelven pegajosas, algunas proteínas cierran la zona donde se han descubierto y este ejército blanco come y come la toxina hasta que revientan de la indigestión.

Si la amenaza persiste, la médula ósea y las glándulas linfáticas empiezan a fabricar de forma frenética un mayor número de combatientes, causando fiebre. El dolor de huesos asociado es un síntoma de eso mismo.

Pero si el sistema inmunológico no consigue destruir las células mutadas o si no se produce la apoptosis adecuada, estas se multiplican en su afán de sobrevivir. La mayoría de los tumores que se producen en la mama son benignos, pero en otras ocasiones son malignos.

Dentro de estos «tumores malignos», existen varios tipos en función del lugar de la mama donde se produzca su aparición. Los diferenciamos según su región (ductales o lobulares) y su conducta (localizados o invasivos). Aún existe uno más, un quinto muy agresivo, «el inflamatorio».

La diferencia entre un carcinoma localizado o uno invasivo consiste en que el primero permanece en su origen y el segundo consigue pasar al tejido adiposo de la mama, extendiéndose con posterioridad a otras partes del cuerpo.

Dado que se diagnóstica en el 80% de las pacientes, este es el más frecuente de los carcinomas de mama, mientras que el primero es el más benigno.

El cáncer que se origina en las glándulas mamarias es el denominado «carcinoma lobular» y no es considerado un verdadero cáncer cuando se encuentra localizado. Desgraciadamente, las mamografías no detectan el carcinoma lobular cuando es invasivo y comienza a destruir otros tejidos del cuerpo antes de ser descubierto.

El más agresivo, poco común y de más rápido crecimiento es conocido como «carcinoma inflamatorio». Produce una obstrucción de las células cancerosas sobre los vasos linfáticos.

Entre sus síntomas se encuentra el aumento de temperatura que experimenta la mama, así como el enrojecimiento de la piel, que se vuelve en apariencia como la textura de una naranja gruesa y ahuecada, con arrugas. Lamentablemente, es letal.

Entender al cáncer

Hay que tener en cuenta que el cáncer es una enfermedad compleja. Las células no solo han decidido tenazmente no «suicidarse» sino que adquieren unas series de características que las hacen muy resistentes. Una célula sana es capaz de reproducirse hasta sesenta veces antes de morir, salvo las neuronas, que nos acompañan toda la vida.

Esta capacidad de reproducción no la pierden por lo que la célula cancerígena, hasta que no sea destruida, va a seguir su ciclo reproductor. Pero, además, es conocedora de que el oxígeno, paradójicamente lo que nos permite la vida como seres aeróbicos que somos, es el causante de nuestra oxidación (envejecimiento) y como tal, muerte.

La célula cancerígena se va a rodear de un ambiente anaeróbico, impermeable al oxígeno, obteniendo sus nutrientes básicos (glucosa y proteína, ambos imprescindibles para la alimentación del cerebro y el desarrollo muscular) a través de su propia red de vasos sanguíneos, formando extensas redes de capilares nuevos, lo cual favorecerá su crecimiento y proliferación a mayor velocidad. La práctica física del yoga tiene una fuerte influencia en el sistema endocrino. Dos de las hormonas producidas por el hipotálamo, cabeza de puente del sistema, son la hormona liberadora de HGH, que estimula la parte anterior de la pituitaria para que libere otra hormona, la del crecimiento o somatotropina.

Muchas *asanas* aceleran la secreción de esta última, que se encarga de estimular la mitosis, proceso previo a la división celular, y que se encarga de distribuir la misma información genética en cada nueva célula con lo que se desarrolla un número creciente de nuevas células y sus funciones. De este modo, cada célula madre se vuelven indistinguible de sus dos células hijas.

En 1958, el endocrinólogo Maurice Raben puso de relevancia que un paciente con cáncer «no debería recibir HGH» porque el estímulo era idéntico en el caso de la célula madre tumoral, es decir, «favorecía la metástasis» y con ello la reproducción de nuevas células cancerígenas.

Para que además el tumor pueda crecer hemos visto que requería que tuviera más aportes del sistema sanguíneo a través de más y más vasos que forma para este fin.

Este proceso también se ve favorecido por la somatotropina.

Entender esto, como en anteriores publicaciones hemos manifestado, es un trabajo esencial para la práctica de una adecuada rehabilitación a través del yoga. Pero una paciente de cáncer no debe practicar una *sadhana* de yoga físico completa, enfocándose primordialmente en la respiración y la meditación, con ejercicios mínimos que mantengan la actividad del cuerpo y su movilidad en todos los planos.

- **Protocolo de intervención para la prevención del cáncer.**

Es importante, además de vital, tener en cuenta la diferencia entre prevención y rehabilitación. Mientras que la primera va dirigida a todas las mujeres sin excepción, la segunda es exclusivamente para aquellas mujeres que habiendo vencido la enfermedad hayan superado los controles establecidos por su médico. Esto no implica que suponga un riesgo para la mujer sana, pero sí al revés.

Para la prevención del cáncer se debe desarrollar una práctica que incluya todas esas *asanas* que masajeen los tejidos del pecho, nutran la glándula tiroides sin perder el objetivo de mantener la columna flexible hasta que esta *sadhana* sea rutinaria.

Cualquier extensión en decúbito prono (desde *Bhujangasana* hasta *Salabhasana*) juegan un rol importante en la salud del pecho, ya que lo abren abduciendo los omóplatos y los tejidos circundantes al pecho y los nódulos linfáticos de las axilas se estiran con amplitud. Dado que el estrógeno es producido en los ovarios, es bueno incluir posturas de torsión como parte de la *sadhana*.

La primera respuesta la encontramos en una «prevención» que consideramos fundamental a través del «refuerzo del sistema inmunológico».

Sadhana. Cinética respiratoria

El sistema nervioso vegetativo cuyo rosario de ganglios están al costado vertebral, habitualmente se encuentra sobreexcitado. Con un *pranayama* diseñado para la ocasión, buscamos equilibrar la situación.

Las retenciones de este ejercicio intensifican la producción energética. Además, estimulan al bazo, que se contrae y en su dilatación posterior, aporta al torrente sanguíneo grandes cantidades de glóbulos rojos.

La retención se debe realizar de forma natural, sin clausurar las fosas nasales y trabajando *jalandara bhanda* (dejar el mentón presionando el pecho).

Esta es la pauta: dos segundos en inhalación seguida de una retención del mismo tiempo, para continuar con una exhalación de otros dos segundos. Tras mantener al organismo vacío de aire durante dos segundos más, se da paso a un nuevo ciclo que repetirá los pasos anteriores, pero la cinética aumentará en un segundo de forma progresiva hasta alcanzar cuatro segundos, este tiempo tomado ya como pico.

Dhanurasana (El arco). Extensión en decúbito prono (fig.43).

Sin duda la gran estimuladora del sistema endocrino por excelencia además de regularizar el ciclo menstrual.

Es una postura de dificultad baja y quizá esto sea su hándicap, pues el practicante tiende a realizarla con poco esfuerzo, lo que la hace perder su vigor. Realizada con vehemencia, se descubre todo su potencial. Implica, además, una retención respiratoria casi obligatoria si no se quiere balancear.

> **¿Cómo se hace?**

Flexiona las rodillas y agárrate los tobillos, con todos los dedos mirando en la misma dirección (no rodear). Estira las piernas, hacia el cielo y hacia atrás y cuando se levante tu pecho del suelo, intenta llevar las piernas al suelo para acentuar la postura.

Retención respiratoria interior para evitar el balanceo. Los brazos se encuentran muy estirados y los pies buscan el suelo, levantando al tren superior y abriendo la caja torácica.

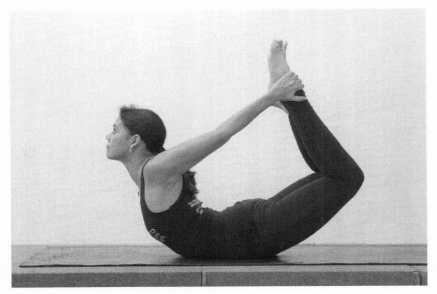

Figura 43.

Matsyasana (El pez). Extensión en decúbito supino (fig.44).

> **¿Cómo se hace?**

Apoya las manos en el suelo, al lado de las nalgas. Reclínate, apoyando los codos y mira la punta de tus pies. Desliza los codos hacia los pies. Introduce las manos debajo de las nalgas y anda con los dedos en dirección a los talones. Saca el pecho, y arquea desde la zona lumbar hasta que el solideo toque el suelo.

El peso descansa en nalgas y codos. Las piernas están pasivas, pero la punta de los pies muy activa. Hay que ubicar la respiración lo más cerca de las clavículas que se pueda. *Matsyasana* abre ampliamente la tráquea; ventila a fondo la parte alta de los pulmones. Separa bien las costillas mientras levanta las clavículas.

La respiración abdominal está reducida, lo cual está previsto y es deseado.

Al exhalar, contrae los músculos que hacen que las costillas bajen y se acerquen para vaciar los pulmones a fondo. Para terminar, endurece el cinturón abdominal para expulsar los últimos centímetros cúbicos de aire fuera de los pulmones.

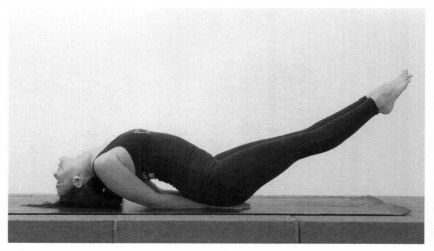

Figura 44.

> **¿En qué me beneficia?**

La abundante irrigación sanguínea de la musculatura dorsal se propaga a la médula espinal, lo que hace subir el tono vital estimulando todas las funciones esenciales del organismo de un modo fisiológico y suave. El sistema nervioso simpático se beneficia también. La zona del plexo solar, a menudo presa de espasmos permanentes debidos a la ansiedad constante que destila nuestra vida en exceso agitada, se descongestiona gracias al estiramiento del abdomen aliado a la respiración profunda.

Según André Van Lysebeth, esta *asana* permite flotar en el agua como un pez. Cuando se hace «el muerto» en el agua el rostro apenas emerge lo suficiente para poder respirar, mientras que en la postura del pez sobresale mucho más del agua, de modo que serían necesarias olas muy importantes para que cubrieran el rostro. En efecto, *Matsyasana* mejora la «flotabilidad» al situar el centro de gravedad hacia la mitad del cuerpo, además de permitir una mejor ventilación de los pulmones.

Mukha Goasana (Posición de la cara de La vaca). Postura sentada de apertura de tren superior (fig.45).

> **¿Cómo se hace?**

Eleva ambos brazos hacia el cielo y con una exhalación conduce una de las manos entre medio de los omóplatos hasta que los dedos apunten hacia la nuca.

Ambos codos deben apuntar uno hacia el suelo y otro hacia el cielo, respectivamente, pero no hacia los lados; evitar que la presión del brazo que apunta al cielo obligue a la practicante a inclinar la cabeza.

Sentados con las piernas estiradas hacia delante; se dobla la rodilla derecha y se coloca el pie derecho debajo del muslo izquierdo, de manera que el talón toque la nalga izquierda y la rodilla apunte hacia el exterior Después se dobla la rodilla izquierda sobre el muslo derecho de manera que el talón toque la nalga derecha. La rodilla izquierda queda encima de la rodilla derecha, apuntando hacia fuera.

Elevar el brazo derecho por encima de la cabeza y doblarlo hacia detrás, de manera que los dedos apunten hacia abajo y el codo hacia arriba, debiendo quedar el brazo por detrás de la cabeza.

Llevar el brazo izquierdo por detrás de la espalda y unir los dedos de ambas manos; el cuerpo y la cabeza rectos. En esta posición la espalda, automáticamente se estira. Después de practicar durante tres respiraciones completas, cambiar la posición de piernas y brazos.

> ¿En qué me beneficia?

Esta posición comprime los órganos pélvicos y tonifica los órganos reproductores. Tonifica los músculos, los hombros y el plexo cardíaco; es beneficiosa en el tratamiento del asma y de las enfermedades respiratorias. El poderoso estiramiento del pecho rompe la tensión del tren superior y ayuda a eliminar el dolor de espalda y la rigidez de hombros y cuello.

Estimula los riñones mejorando el proceso de purificación en el cuerpo; alivia la ciática y el reumatismo; desarrolla el pecho; se curan los calambres de pierna y da elasticidad a los músculos; estimula el riego sanguíneo desde el tronco hacia la cabeza y este aporte extra de sangre beneficia a las glándulas pituitarias.

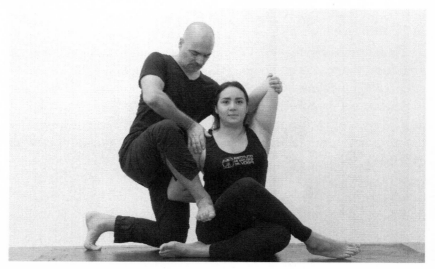

Figura 45.

- Protocolo de intervención para la rehabilitación del cáncer.

Cinética respiratoria

Por su metabolismo anaeróbico (en ausencia de oxígeno), el cáncer consume prioritariamente «glucosa». Debido a su ineficiencia para usarla, las células cancerígenas tienen un apetito voraz por esta.

También necesita glutamina, principal proveedor de nitrógeno que las células cancerosas emplean para crear aminoácidos y proteínas necesarias para su supervivencia. De ahí que la retención respiratoria esté «absolutamente contraindicada».

Una cinética respiratoria basada en la alternancia de los flujos de inhalación y exhalación entre las dos fosas nasales es suficiente. Para realizarla clausuraremos la fosa nasal derecha y efectuaremos una inhalación completa de cinco segundos a través de la fosa nasal izquierda.

Después mantenemos tapada la fosa nasal izquierda y exhalamos lenta y profundamente todo el aire de los pulmones por la fosa nasal derecha durante diez segundos.

Luego taponamos la fosa nasal izquierda y efectuamos una inhalación completa a través de la fosa nasal derecha.

Empezamos de nuevo y repetimos todo el proceso anterior varias veces más (el mismo número de veces por cada fosa nasal).

Sadhana

Para la *sadhana* de la paciente con cáncer vamos a emplear una silla como soporte del cuerpo.

Marjurasana en silla (El gato).
Combinación de flexión y extensión posterior (fig.46 y 47).

> ¿Cómo se hace?

Sentada en la silla, deja tus manos estiradas sobre las rodillas, activas pero relajadas.

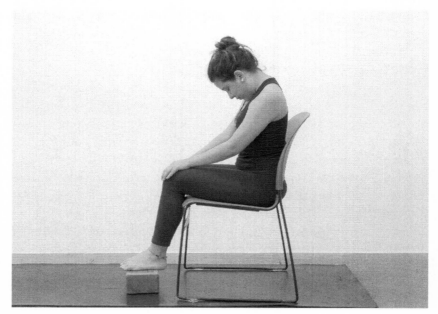

Figura 46.

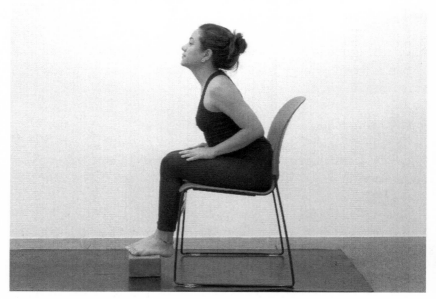

Figura 47.

102

Toma una buena inhalación y abre el pecho mirando hacia el cielo mientras arqueas suavemente tu espalda baja y miras hacia el cielo.

En tu exhalación lleva el ombligo hacia la columna, mientras encoges los hombros y dejas el mentón en el pecho con firmeza.

Es un movimiento de ola favorecido por la acción de los brazos, que se estirarán en la flexión y se doblarán en la extensión.

> **¿En qué me beneficia?**

Flexibiliza la columna volviéndola similar al movimiento de un pez en el agua.

Regula el ciclo menstrual y alivia la presión lumbar.

Facilita la respiración, mejora el apetito sexual.

Trabajo isométrico de brazos (fig.48).

> **¿Cómo se hace?**

Puedes hacer el ejercicio en la silla o ejecutarlo de pie, es irrelevante.

En ambos casos los pies permanecen paralelos y al ancho marcado de las caderas. Las rotulas están en línea con los tobillos.

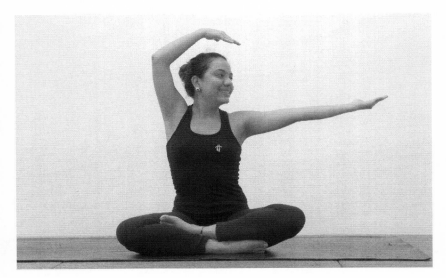

Figura 48.

Estira la columna, elevando la coronilla de nuevo hacia el cielo y marcando la distancia entre las orejas y los hombros.

Abre un brazo hacia un lado, rotándolo ligeramente hacia atrás para ensanchar el pecho mientras el otro brazo apunta en la misma dirección, doblándolo por encima de la cabeza.

Cambia la dirección alternativamente.

> **¿En qué me beneficia?**

Estimula el plexo solar y cardíaco, comunica sensación de armonía y fluidez. Fortalece el tren superior.

Viparita Karani **(Acción invertida).**
Apoyo sobre hombros (fig.49).

> **¿Cómo se hace?**

Acerca tus glúteos lo más posible a una pared dejando tus piernas juntas hacia un lado.

Deja tu espalda y hombros en el suelo, con los brazos en cruz. La zona posterior del cuello estirada y el mentón recogido cerca de la garganta.

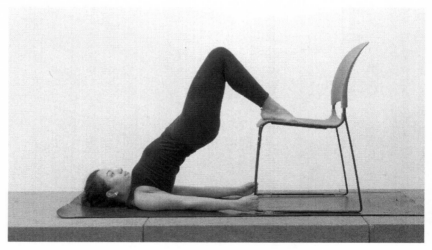

Figura 49.

104

La zona lumbar debe estar muy bien apoyada en el suelo. Inhala y sube ambas piernas estiradas a la vez hasta conseguir un ángulo de 90° mientras que todo hombro se queda apoyado en el suelo. Exhala y en tu siguiente inhalación, flexiona las rodillas, coloca las plantas de tus pies en la pared, a la vez que sitúas tus manos a modo de cuña en tu espalda. Estira tus cervicales, observa cómo tu cuerpo se asimila a los peldaños de una escalera.

Relájate en esta posición, afloja tu mandíbula.

Ajusta lo mejor que puedas la posición, presiona la planta de los pies contra la pared, más como apoyo que como oposición. Mantén el abdomen activo para evitar la caída de las vísceras en dirección al cráneo.

> **¿En qué me beneficia?**

Intensifica el riego sanguíneo del cerebro y estimula la memoria y el pensamiento creativo. Mejora la circulación de retorno y el metabolismo y el funcionamiento de la tiroides. Combate las cefaleas y migrañas. Relaja e induce al sueño. Indra Devi la denominaba la «postura de la juventud».

CEFALEAS Y MIGRAÑAS

L a cefalea es el dolor localizado en los diferentes tejidos de la cavidad craneana, en las estructuras que lo unen a la base del cráneo, los músculos y vasos sanguíneos que rodean el cuero cabelludo, cara y cuello, afectando a solo una parte o a todas.

Todo el mundo pasa por alguna cefalea porque hay múltiples entradas de dolor que lo permiten, provocadas por la distensión de las arterias craneales hasta su dilatación, latigazos cervicales, irritación de las meninges, síndrome premenstrual, la fiebre o el bruxismo.

En otras ocasiones se manifiesta por una reacción alérgica, exceso en la ingesta de alcohol o tabaco, la exposición a luces brillantes o a olores o perfumes muy dulces, el cambio en los patrones de sueño, escuchar continuadamente ruidos muy agudos e incluso la alimentación basada en alimentos fermentados, adobados o marinados, productos horneados, chocolate, productos lácteos, aguacates, cítricos, vainilla, picantes, carnes que contengan nitratos, cebollas, huevos, alimentos en escabeche, nueces y alimentos que contengan tiramina.

La tiramina se encuentra en el vino tinto, el pescado ahumado, los higos, las legumbres. Se trata de un tipo de neurotransmisor que actúa en el cuerpo humano como un vasoactivo.

Se obtiene al convertir la «tirosina», un aminoácido presente en las proteínas, en una hormona llamada «epinefrina». Su nombre significa «queso», porque fue descubierta en un queso viejo por un científico alemán, Justus von Liebig.

El tipo más común de dolor de cabeza es conocido como migraña o jaqueca. Se presenta con más frecuencia en las mujeres a partir de la pubertad que en los hombres, posiblemente debido a los cambios hormonales, y suele afectar al hemisferio derecho del cerebro.

Una migraña es causada por actividad cerebral anormal y esta se desencadena con facilidad por una discusión acalorada con nuestra pareja, la presión laboral, los atascos de tráfico, un mitin político, el día después de un concierto o una resaca.

La migraña empeora con la menstruación y aumenta con el uso de anticonceptivos orales.

Habitualmente la migraña presenta una tarjeta de visita entre diez y veinte minutos antes de manifestarse, en forma de luces en zigzag, problemas de concentración o de encontrar las palabras adecuadas, irritabilidad, embotamiento, inapetencia o ganas de dormir. En su manifestación produce nauseas que terminan en vómitos.

Las mujeres de raza blanca son más propensas, así como aquellas que han tenido una escolarización deficiente (posiblemente por el mayor esfuerzo resolutivo) y hay una gran influencia de la pertenencia a un estrato económicamente deprimido, así como de la obesidad.

El dolor puede ser como un taladro, como un latido, de presión, como un casco apretado o como un calambre eléctrico, incluso explosivo.

La frecuencia varía de una a cinco crisis por mes y va acompañada de párpados cerrados, espasmos musculares en la cara, enrojecimiento de los ojos y diferencia en la dilatación de ambas pupilas.

Para prevenir la cefalea recomendamos dos cinéticas respiratorias clásicas: *Anuloma* y *Viloma*.

Para practicar *Anuloma* sigue el siguiente esquema: efectúa una inhalación profunda y completa por ambas fosas nasales. Exhala profunda y completamente por ambas fosas nasales. Inhala profunda y completamente por ambas fosas nasales. Ahora exhala profunda y completamente por la fosa nasal izquierda cerrando la derecha.

Inhala profunda y completamente por ambas fosas nasales. Exhala profunda y completamente por la fosa nasal derecha cerrando la izquierda. El ritmo de la respiración se debe ajustar a 1:2.

En *Viloma prânayama* se introducen una serie de pausas del proceso respiratorio durante la inhalación, la exhalación o ambas. La inhalación o exhalación completas se componen de una inhalación o exhalación corta separada por pausas de igual duración.

De esta forma, con las interrupciones para un mismo volumen de aire, el tiempo necesario se alarga por lo menos al doble. Normalmente, cada inhalación o exhalación corta y cada intervalo tienen una duración de 2 a 3 segundos.

Para practicarla se comienza con una exhalación profunda.

Después se efectúa una inhalación completa y profunda intercalando cuatro interrupciones de igual duración (de 25 a 30 segundos) que deja paso a una exhalación completa sin interrupciones, con un flujo continuo (16 segundos).

Este proceso se repite varias veces y si es preciso, se descansa permitiendo que la respiración se mantenga libre hasta que se recupere el aliento y los latidos del corazón.

Se vuelve a realizar una exhalación profunda y se continúa con una inhalación completa sin interrupciones, con un flujo continuo de ocho segundos.

Exhala completamente intercalando cuatro interrupciones de igual duración (entre 25 y 30 segundos).

Repite este proceso el mismo número de veces que el primer paso.

Exhala profundamente de nuevo.

Efectúa una inhalación completa y profunda intercalando cuatro interrupciones de igual duración (entre 25 y 30 segundos).

Retén la respiración con los pulmones llenos (5 a 6 segundos).

Exhala completamente intercalando cuatro interrupciones de igual duración (entre 25 y 30).

Repite este proceso el mismo número de veces que los pasos anteriores.

El protocolo de intervención física para las personas aquejadas de cefaleas pasa por ejercicios preliminares para distendir el cuello y no por una *sadhana* en concreto.

Los ejercicios de cuello van a liberar las tensiones del tren superior y a tonificar el cuello y los hombros.

Estos son tan importantes como la *sadhana* y sirven de calentamiento debido a que gran parte de las *asanas* son inversiones. Los movimientos conscientes de afirmación (nueve veces) y de negación (de nuevo nueve veces) son suficientes, siguiendo la pauta marcada por las inhalaciones/exhalaciones.

Para un trabajo de mayor intensidad se puede hacer una variante que consiste en dejar la oreja derecha lo más cerca que se pueda del mismo hombro y negar hacia el ángulo superior izquierdo, cambiando posteriormente al hombro izquierdo para negar hacia el ángulo superior derecho y al ángulo inferior izquierdo paulatinamente.

Posturas invertidas como el perro, estudiada anteriormente en otro apartado, son profilácticos para las cefaleas.

8

PROBLEMAS
CON LA TIROIDES

Todos hemos oído hablar de problemas relacionados con la glándula tiroides pero no tenemos muy clara su función. Se habla de ella sin saber qué es lo que hace y le atribuimos una importancia que tiene y que desconocemos.

La tiroides es, efectivamente, muy importante porque pertenece al sistema endocrino. Está formada por dos lóbulos a ambos lados de la tráquea en forma de alas de mariposa y se encarga de regular la producción de proteínas, la velocidad del metabolismo, el crecimiento de tejidos, el gasto energético y el empleo del corazón, así como la sensibilidad del organismo a otras hormonas, como las sexuales.

Su desorden afecta mayoritariamente a la mujer ya sea por defecto (hipotiroidismo) o por exceso (hipertiroidismo).

El hipertiroidismo es una deficiente producción de hormonas (las tiroideas) y es la más frecuente. Se manifiesta en forma de cansancio continuo, taquicardia, piel seca y escamosa, acaloramiento, caída de pelo, insomnio, estreñimiento y pérdida del peso corporal. También afecta a la fertilidad.

El hipotiroidismo es más crítico, dado que se trata de una enfermedad autoinmune, es decir, el sistema inmunológico percibe a un tejido del cuerpo como extraño y como tal, una amenaza. Se traduce en ansiedad, depresión, problemas de memoria, astenia, problemas de piel y colesterol en sangre. Hay una sensación de frio permanente y se aumenta de peso repentinamente.

Hay que señalar que la sensación de frío y calor se debe a que la tiroides regula la temperatura.

- **Protocolo de intervención para combatir los problemas con la tiroides.**

En el capítulo de menstruación y en el de cuidados de la espalda tenemos dos claros ejemplos de torsión, uno de los planos de mayor beneficio para regular la tiroides.

Pero si queremos asumir algunas posturas de reto y nuestro cuerpo colabora en ese sentido, es decir, estamos preparados, podemos tratar de ejecutar dos torsiones más intensas, que exigen un mayor control de nuestra mecánica corporal.

Prⱱritta Malasana **(Postura del rosario en torsión).**
Torsión exterior (fig.50).

> **¿Cómo se hace?**

Como hemos visto anteriormente, sentarnos en cuclillas pone muchos músculos en juego. Al igual que la postura neutra, desciende con la espalda recta. El muslo, de igual manera, queda en este primer paso paralelo al suelo; balancear luego la pelvis al frente para quedar con las nalgas en el aire.

Realizado esto tenemos que hacer un movimiento voluntario similar a la luxación de uno de los brazos, es decir, rotamos las articulaciones de la muñeca, el codo y el hombro para que el brazo rodee la misma rodilla de su par corporal, pero de forma exterior, o sea, el hombro rota hacia la cara mientras que la muñeca rota en dirección opuesta, comprometiendo ambos al codo. El pulgar debe apuntar al suelo.

El muslo queda debajo de la axila y el codo por debajo de la rótula.

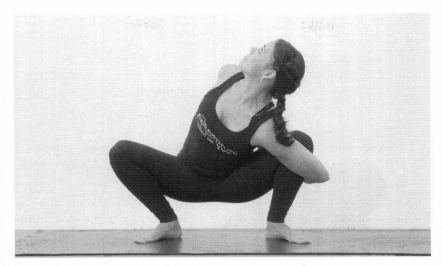

Figura 50.

La palma de la mano queda mirando al cielo y la mano opuesta mirando al cuerpo. Esta la busca y la encuentra a la altura de la cadera del brazo luxado, encadenándose con firmeza. Gira la cabeza en último lugar para retorcer la columna.

Al contrario de la torsión hacia el interior del cuerpo, la torsión exterior no comprime, sino que descomprime, está abierta hacia el lado libre. Toda la sangre que antes se ha retenido en el bazo, el hígado, etc., ahora encuentra cauce y entra en los vasos sanguíneos de las vísceras con fuerza, renovándolas.

Recuerda que es una postura imperialista, arrolladora... una parte del cuerpo impone sobre la otra su mandato. No te atasques. Gira desde la cintura escapular.

Endereza bien la espalda, aunque se encuentre inclinada.

> **¿En qué me beneficia?**

Los giros y las torsiones, las espirales que hacemos con el cuerpo son mágicos realmente. No solo desplazan la ira y alinean la columna, sino que contribuyen a estimular el sistema endocrino con su masaje y aumentan el metabolismo por su acción en las vísceras.

En las torsiones exteriores, lo órganos pélvicos y abdominales se descomprimen y se cargan de sangre. Mejoran la flexibilidad del diafragma y alivian trastornos de la columna vertebral, de caderas e inguinales. La columna se vuelve más flexible, mejorando el flujo de sangre a los nervios espinales, tonificando los órganos internos e incrementando los niveles de energía, aportando tranquilidad a la mente.

Las torsiones son muy eficaces para aliviar dolores de espalda y de cabeza, así como la rigidez en el cuello y hombros. Mientras el tronco gira, los riñones y los órganos abdominales se activan y ejercitan, lo cual mejora la digestión, y eliminan el aletargamiento.

Libera, además, los posibles pinzamientos, aumenta la capacidad pulmonar y flexibiliza los abductores.

Al ser un trabajo asimétrico permite enfatizar el trabajo en el lado más necesitado para así llegar a la simetría de ambos pares. Combate la hipercifosis y los hombros abatidos.

Prvritta Trivrikramasana (Postura del alargamiento triple en torsión). Flexión en torsión bípeda con tres puntos de apoyo (fig.51).

> ¿Cómo se hace?

Crece hacia el cielo como si fueras a realizar una flexión llevando las manos al suelo, rota desde las caderas y quédate en 90°, con las piernas abiertas más o menos la longitud de una de ellas.

Mantén la espalda recta, empuja los talones hacia el cielo sin despegarlos.

Empuja la coronilla al frente, como si te fueras a tirar a una piscina o miraras desde un alto hacia el vacío. Alarga una de tus manos hacia el suelo dejándola en la misma línea que los pies.

Gira el cuerpo en dirección a una de tus piernas, lleva el mismo brazo por detrás del tobillo y el contrario por delante, flexionándolos uno al norte y el otro al sur para provocar la flexión de la columna y cadera.

Deja la frente por debajo de la rótula.

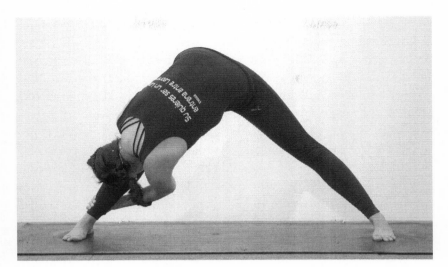

Figura 51.

> **¿En qué me beneficia?**

Tonifica la espalda, flexibiliza tu columna, te da una mayor amplitud de rotación de hombros y alineamiento y estimula el riego linfático.

***Salamba Sirsasana* (Postura sobre la cabeza con equilibrio). Apoyo sobre la cabeza (fig.52).**

> **¿Cómo se hace?**

Apoya el solideo en el suelo y forma un triángulo, simétrico y estable, y cruza tus dedos a la altura de las falanges, formando una cuña.

Los pulgares rodean el cráneo posterior, los meñiques se alargan sobre el suelo y los dedos se cruzan firmemente en un estado más avanzado.

Anda con tus pies hacia tu frente. Los isquiotibiales se van a oponer, transmitiendo dolor. Los dedos gordos del pie facilitan el trabajo al empujar hacia el cuerpo y aliviar ese dolor.

El no flexionar las rodillas obliga a estirar todo tu cuerpo. Si se doblaran, deja de importar el peso del practicante para ser sustituido por la imposibilidad mecánica del ascenso, que solo se consigue con el juego de la cadera, doblando entonces las rodillas y conduciéndolas hasta el abdomen, pues la cadera, en caso de ser una practicante novel, no tiene aún flexibilidad suficiente. A menor flexibilidad, mayor es el peso que han de soportar los antebrazos, verdadero punto de apoyo de la posición y no la cabeza, que en sí es un punto de referencia.

No arquees la espalda, ya acentuada por la lumbar, dado que el peso de las extremidades inferiores se dirige hacia el abdomen y si la faja abdominal no es fuerte, la espalda baja cede y aumenta su lordosis.

Eleva las piernas al cielo trabajando desde tu abdomen. Los músculos isquiotibiales vuelven a intervenir: si son cortos habrá tensión en la pelvis y mantendrán la curva lordótica de la lumbar más acentuada aún, poniendo en riesgo el equilibrio.

Esto impide la distribución y el reparto del peso del cuerpo de forma conveniente.

Si el antebrazo es fuerte soportará perfectamente la postura.

Una vez extendidas las piernas, la espalda lumbar se rectificará y se retirará el peso sobre los antebrazos, encontrando el equilibrio sobre la cabeza.

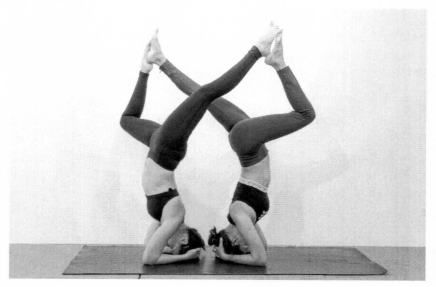

Figura 52.

Esta posición no es complicada, en contra de lo que a primera vista parece. Lo realmente difícil es superar el miedo, que paraliza su intento o que incluso consigue desequilibrar a los primerizos cuando ya la han alcanzado.

Cuando se tienen experiencia se descubre que, en caso de caída, el cuerpo reacciona en un instinto superior de supervivencia independiente a nosotros mismos, y a no ser que intervengamos intentando refrenar el derrumbe o intentando reincorporarnos –infructuosamente la mayoría de las veces– la espalda se volverá redonda, como un gato ovillándose, lo que amortiguará el impacto.

Quizá resulte espectacular o aparatoso, pero es un golpe absolutamente inofensivo.

Por el contrario, la lucha solo conlleva daño, no solo para el ego, que se ha visto incapaz de mantenerse erguido y se siente débil, sino porque en el dramático movimiento de reequilibrio, la caída suele ser o con la espalda plana o, mayoritariamente, lateral, es decir, hacia puntos de ruptura.

El punto de referencia puede ser el bregma (la parte más plana de la cabeza, la última que cierra las fisuras del cráneo y a dos dedos de la coronilla en dirección a la nariz) o sobre la coronilla, más elemental, redonda y tendente a convertirse en una voltereta si no se estabiliza.

El descenso no se realiza de un salto cediendo a la gravedad, sino por las mismas fases por las que se ha formado la *asana*.

La imagen que ilustra la posición es un apoyo sobre coronilla, solo recomendado a practicantes muy avanzados.

Es una posición que exige tener una cervical muy saludable y unos músculos en el cuello muy fortalecidos.

> ¿En qué me beneficia?

Las inversiones llevan la sangre al cerebro y promueven la limpieza de los ganglios linfáticos y el lavado de las toxinas.

Influencia en la glándula pineal y pituitaria, mayor capacidad de memoria, renovación de la sangre que riega el cerebro. Combate las cefaleas, el asma, el insomnio y el estreñimiento, las varices, hemorroides...

Sarvangasana (Postura sobre los hombros). Apoyo invertido sobre hombros (fig.53).

> ¿Cómo se hace?

En capítulos anteriores hemos visto cómo se realiza esta postura, fundamental para la glándula tiroides. La importancia en esta disfunción no es la vertical de la espalda estrictamente hablando, sino la presión del mentón contra el pecho.

El esternón ha de aproximarse al mentón firmemente y mantener esta presión un mínimo de tres minutos.

Para no ceder al cansancio has de conseguir la alineación neutra y absoluta de las piernas en la postura contra la fuerza de la gravedad, y el trapecio ha de elevar el ángulo inferior escapular. Sin esta integridad de la cintura escapular, el peso se desploma inevitablemente hacia el tórax, el diafragma se obstruye impidiendo la respiración y para conseguirlo despegamos el mentón del pecho, dejando de surtir el efecto deseado.

De ser una postura complicada su opción es El arado pues estimula los órganos abdominales y la glándula tiroides al tiempo que

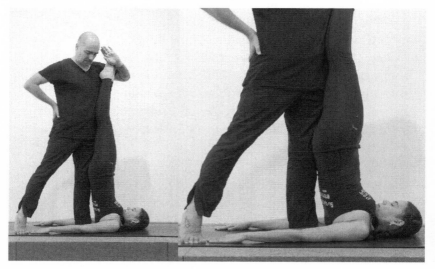

Figura 53.

118

proporciona un gran estiramiento de los hombros y de la columna vertebral.

Esta postura es otro apoyo sobre los hombros, invertida y con el gradiente de dificultad de la flexión de columna y cadera.

Ustrasana (El camello). Extensión de columna (fig.54).

El camello tampoco es una postura nueva que no hayamos estudiado. En esta ocasión la exponemos nuevamente por su facilitación de la eliminación de toxinas.

Se pude considerar una de «las posturas mágicas para la rehabilitación».

Su denominación en el yoga viene por otra magia, la que hay entre los seres humanos y los camellos. Estos animales, erguidos, levantan a su jinete casi a dos metros del suelo. Pero para dejarse cabalgar, tienen la capacidad de arrodillarse, de tal modo que el jinete no debe superar el obstáculo de la altura.

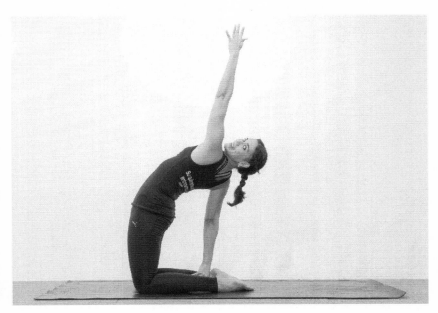

Figura 54.

> ¿Cómo se hace?

Para realizar perfectamente la postura tus piernas han de ser como las patas de un camello: has de arrodillarte con los muslos formando un ángulo recto con el suelo, descargando todo el peso sobre las rodillas y los dedos de los pies en flexión o bien extendiendo el empeine.

Las manos se proyectan desde las caderas y la pelvis se extiende, pero no hacia atrás, sino al frente, en dirección contraria al plano del movimiento de la espalda.

Los cuádriceps han de evitar que el cuerpo caiga de espaldas.

Recomiendo siempre alargar un brazo al frente mientras el otro busca los talones, para sostener sin mucho esfuerzo el equilibrio, aunque lo otro (ambos brazos a la par) es realizable, pero con un grado de dificultad alto.

La postura, como muchas otras en el yoga, ha de realizarse con cautela y asegurándonos cómo salir de ella, es decir, del mismo modo a como se ha ejecutado, de forma elegante y suave.

Esta postura no admite posturas intermedias, es una postura completa en su realización. Eso significa lo que el gurú Yoda decía a su discípulo en *Star Wars:* «Hazlo o no lo hagas, pero no lo intentes».

9

QUISTES OVÁRICOS

E n la actualidad una de cada cuatro mujeres tiene quistes ováricos. Esto no es alarmante porque lo normal es que el mismo cuerpo los absorba.

Pero en algunas ocasiones hay que prestarles atención y cuidado.

Los quistes ováricos son sacos rellenos de líquido sobre un ovario. Se forman cuando el ovario libera un óvulo. La mayoría de los quistes ováricos son pequeños y no causan síntomas, y si los presentan se manifiestan como inflamación y presión en la pared abdominal donde se encuentran. Se puede llegar a decir que forman parte incluso de la misma menstruación.

Pero si la mujer tiene niveles altos de andrógenos (la hormona masculina) y de insulina puede estar involucrada en un proceso de «ovarios poliquísticos».

También si el quiste no está solo relleno de líquido, es grande (5 centímetros o más) o tiene una parte sólida, hay que prestarle una mayor atención.

En este caso el dolor pélvico ajeno a la menstruación es muy importante porque es uno de sus síntomas junto con la sensación de tener «peso».

Los ciclos irregulares de más de treinta y cinco días, el dolor durante el coito, la hipersensibilidad en los pechos, los problemas de micción (ardor, incontinencia o dificultad) y el cambio repentino de peso (ya sea pérdida o aumento) son indicativos claros.

También lo es la fatiga, un síntoma muy común en todas las patologías además del estrés, la rutina laboral y la mala alimentación. Pero los desequilibrios hormonales la crean de forma continua y crónica.

- Protocolo de intervención.

Bhastrika

Se trata de otro poderoso *pranayama* con múltiples beneficios.

> ¿Cómo se hace?

Su ejecución consiste en una serie de impulsos y expulsiones activas, por medio de una respiración torácica y no abdominal. Es el mismo trabajo de un fuelle. El aire en la inhalación no entra naturalmente y la exhalación, al igual, se expulsa con fuerza. Esa es la diferencia con el otro *pranayama* que hemos visto anteriormente, *Kapalabhati* y que se tiende a confundir. Es una respiración dinámica y continua.

Para realizarla, siéntate con la espalda erguida. El cuello y la cabeza forman junto a esta, una línea recta.

Cierra la boca. La respiración es sólo por la nariz. Intenta no fruncir el ceño ni apretar los dientes.

Empieza inhalando y exhalando repetidamente diez veces: imita a ese fuelle del que hablábamos.

Dilata y contrae el tórax observando su movimiento. Recuerda que es un movimiento natural que estamos forzando.

A la par contrae el esfínter del ano.

La expulsión del aire es fuerte, no amable.

Cuando hayas realizado diez respiraciones completas, expulsa la última con más fuerza aún y realiza una inhalación muy profunda y hasta el límite de lo que puedas almacenar en tus pulmones.

Lleva tu abdomen hacia arriba y hacia atrás con una breve pausa respiratoria que soltarás suavemente.

Respira normalmente y prepárate para una segunda y tercera vuelta.

Al relajar los músculos abdominales, el diafragma desciende hacia la cavidad abdominal y esto permite que el aire entre suavemente por la nariz.

Si quieres puedes acompañarla con un movimiento de los brazos, levantándolos flexionados por los codos a la altura del pecho para en la exhalación bajarlos del golpe, siempre siguiendo el ritmo de la respiración.

También puedes cerrar los puños, acercar los brazos a los hombros como alas que se cerraran y levantarlos al cielo, abriendo la mano para volver a bajar los brazos y cerrar los puños.

Debemos sentir cómo la columna vertebral palpita.

> ¿En qué me beneficia?

El rápido movimiento del tórax renueva continuamente el oxígeno en la sangre y en los órganos del cuerpo. Esto produce una purificación general del organismo, puesto que «fuego» sobre el «fuego» del metabolismo produce un calor intenso en el cuerpo.

Este calor llega a los tejidos más profundos y a los órganos internos.

Provoca una gran sudoración que desciende la temperatura corporal y elimina impurezas.

El objetivo de *Bhastrika* no es sólo mejorar el cuerpo muscular sino aumentar el metabolismo para quemar grasas, bajar de peso de forma natural, purificar la sangre y optimizar la digestión además de producir apetito.

Está comprobado que los practicantes de *Bhastrika* purifican los gases que circulan por los pulmones durante el proceso respiratorio y eliminan gérmenes nocivos.

Además es excelente para la eliminación de flemas y evitar la irritación de garganta.

Descongestiona los ojos y los senos nasales.

Tiene efectos mentales muy poderosos, ayuda a enfocar la mente, resolver problemas desde domésticos a aritméticos, y destierra los pensamientos deprimentes y negativos.

Naturalmente tiene sus contraindicaciones: en caso de desórdenes severos de ansiedad, estado de embarazo, hipertensión, epilepsia o diabetes no es recomendable. Tampoco es muy óptima para adolescentes.

Se necesita un tiempo de práctica para dominarla y estar antes especializada en *Kapalabhati* y respiraciones alternas. Con el tiempo y disciplina aconsejo aumentar las rondas, pasando de tres a cinco y de cinco a un total de ocho. Una vez al día es suficiente aunque algunos expertos recomiendan dos. Si esto no fuera posible, al menos una ronda semanal.

Bhujangasana (La cobra).

La *asana* de la cobra es buena para las mujeres que quieren eliminar los quistes o relajar la región pélvica o mejorar la circulación sanguínea. Esta *asana* mejora la eliminación de los quistes ováricos porque regula las vísceras abdominales. La postura dilata el pecho para mejorar la salud respiratoria y flexibiliza la columna vertebral.

Uttitha Sukhasana (Postura fácil en extensión). Extensión lateral sentada (fig.55).

> ¿Cómo se hace?

Esta *asana*, sin la extensión lateral no se realiza perfectamente ni de forma cómoda porque las piernas se colocan en lo que llamamos leño: una pierna, separada del suelo pélvico, se mantiene de forma estrictamente horizontal y paralela a la cintura pélvica.

La pierna contraria se coloca encima de modo que coincida el tobillo con cada rodilla. Las piernas no están muy abiertas, sino que se proyectan desde la cadera sin formar ningún tipo de ángulo. Esto atenta contra la comodidad, pues el objetivo es inmovilizar las caderas para mantener la columna neutra.

Una vez sentada, alarga el brazo derecho con los dedos de la mano apuntando hacia el frente y en línea con la cadera a la distancia aproximada del antebrazo. Flexiona el codo y deja el antebrazo pegado al suelo. Alarga el brazo contrario por encima de la

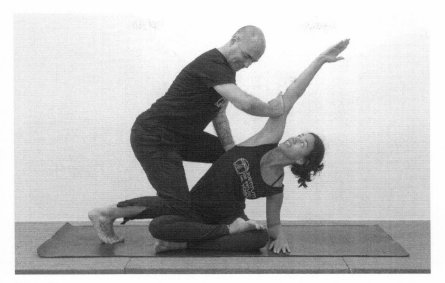

Figura 55.

cabeza, formando una línea perpendicular. Distancia la mano de la cabeza y observa cómo se aleja la cadera del hombro y como las costillas se separan.

Intenta que no se levante la rodilla superior.

> **¿En qué me beneficia?**

Es una forma de comprimir las vísceras abdominales desde otro ángulo. Como cualquier flexión, se genera un efecto singular sobre el sistema nervioso, refrescando el cerebro.

Solo la flexión de las rodillas comprime el paso de la sangre, por lo que la siguiente *asana* implica el estiramiento de las piernas para permitir el paso de la sangre, que discurrirá a mayor velocidad.

Paschimotanasana (Posición de la pinza).
Flexión decúbito prona (fig.56).

De nuevo aparece esta *asana* como uno de los ejercicios más completos para el mantenimiento de la salud y la rehabilitación del cuerpo.

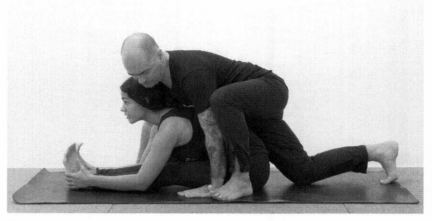

Figura 56.

En este caso la recomiendo porque dado que el cuerpo se encuentra en posición horizontal en las flexiones del tronco, el corazón bombea la sangre sin estar en contra de la gravedad, por lo que circula la sangre con mayor facilidad.

Esto descansa el sistema nervioso simpático, reduciéndose el número de pulsaciones y la tensión arterial.

Los sentidos se relajan.

Se fortalecen los cuádriceps y los tendones de la corva. Se fortalecen los músculos de la espalda.

Esta postura reduce los riesgos de desgarros en la espalda inferior. Las molestias menstruales se alivian.

El efecto de esta postura sobre la mente es milagroso: disuelve la ira, los pensamientos oscuros, el estrés.

Nos conduce a las zonas iluminadas de la mente.

En caso de sentirla muy intensa, se puede realizar simplemente una flexión de cadera en decúbito supino **(fig.57)** como alternativa igualmente válida o una variante del *perro* **(fig.58 y 59)** en la cual la espalda se rectifica gracias a las acciones de los talones, que se levantan del suelo y se flexionan las rodillas, llevando intensamente los muslos hacia el abdomen.

El objetivo en las tres es mantener presión en las vísceras.

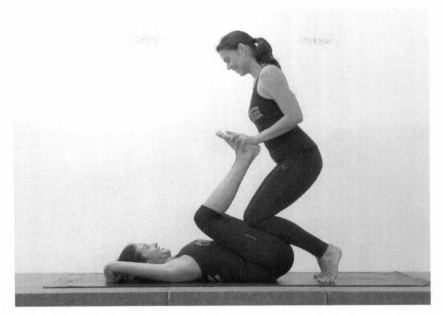

Figura 57.

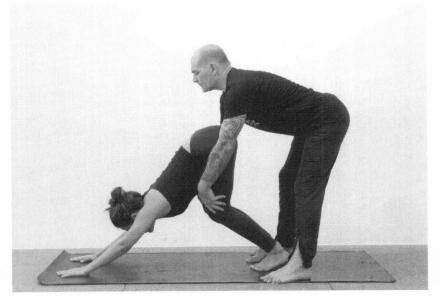

Figura 58.

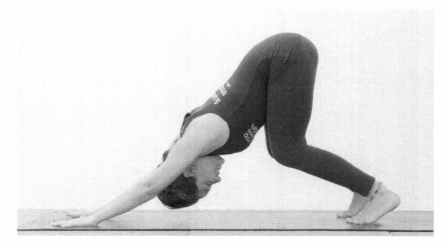

Figura 59.

SOBREPESO

E l sobrepeso es una de las disfunciones, junto con el sedentarismo y el «autismo tecnológico» (el uso indiscriminado de los medios de comunicación de forma que incomunican socialmente al usuario, convirtiendo la herramienta en el dueño de la persona) del siglo XXI.

Antes de abordar el sobrepeso tenemos que tener claros algunos conceptos relacionados, como es «la energía». La energía es el potencial de fuerza, la capacidad de acción y la resistencia a una fuerza aún mayor y permanente: la gravedad. La energía es como una llave que permitirá que se ejecute un movimiento o que no se ejecute. Cuando se hace clic en la llave se origina el movimiento. Cuando se apaga, el movimiento también se apaga.

Esta energía puede ser activa o pasiva, rápida o sostenida, según se observe su ejecución o su tiempo.

Saltar es activo y rápido. Sostener una maleta es pasivo y sostenido.

Golpear con el talón el suelo por ansiedad es activo y sostenido.

La energía, en cualquiera de sus formas, permite todas las funciones vitales del ser humano. Se encuentra en todo y lo alimenta e insufla de vida. El ser humano es un consumidor de energía a través del aire, de los alimentos, el agua, etc. y a su vez procesa y expulsa energía.

La *asana* del yoga no busca la fuerza, sino la resistencia. La resistencia física tiene que ver directamente con la energía. Esta es la cualidad que permite soportar la fatiga, permitiendo prolongar un trabajo sin una disminución importante de su eficacia. Es decir, la resistencia es mantener un esfuerzo, independiente de su intensidad. Puede ser permanecer de pie o cargar a un niño pequeño en brazos.

La resistencia no es solo muscular sino también cardiorrespiratoria dado que al comienzo de una actividad se produce un déficit de oxígeno. El organismo tarda más tiempo en suministrarlo, por lo que se recurre a otras sustancias.

Pero ¿cómo obtenemos energía del ambiente? Fundamentalmente empleamos dos vías: formación o anabolismo y degradación o catabolismo y mediante reacción del oxígeno (aeróbica) o carente de oxígeno (anaeróbica).

El anabolismo y el catabolismo son opuestos, pero colaboran tanto que son difíciles de diferenciar. Básicamente el catabolismo libera energía y el anabolismo utiliza esta energía para producir proteínas, por ejemplo. Ambos son parte del metabolismo, o sea, nuestra capacidad de cambiar químicamente la naturaleza de las sustancias. Determina lo que es nutritivo y lo que tóxico.

Un trabajo aeróbico es un equilibrio en el oxígeno que necesitan los músculos en acción y el oxígeno que realmente les llega. Al cesar el esfuerzo, el pulso desciende a sus niveles normales en un corto espacio de tiempo.

Un trabajo anaeróbico es cuando las necesidades de oxígeno que requieren los músculos que están trabajando no son cubiertas plenamente. Esta situación produce una «deuda» de oxígeno en el sistema cardiorrespiratorio, que se debe recuperar una vez terminado el ejercicio físico. Al cesar el esfuerzo, el pulso tarda en volver a la normalidad. Es, por ejemplo, un *sprint*: las piernas se mueven más rápido que el movimiento de inhalación y exhalación.

Al terminar los músculos continúan demandando oxígeno para recuperarse.

Si bien la energía la obtenemos de muchas fuentes es el alimento la principal fuente de energía de nuestra fábrica, el cuerpo. Los macronutrientes (los nutrientes básicos del cuerpo) son la proteína, el carbohidrato y las grasas.

Estos macronutrientes han de tomarse en cantidades módicas. De entrada, nuestro cuerpo corresponde a tres diseños: ectomorfo (delgado) mesomorfo (atlético) y endomorfo (obeso). La ingesta de alimentos de forma descontrolada o mezclados no convenientemente va a generar una cantidad innecesaria de toxinas o a alterar nuestro diseño, dotándolo de un sobrepeso no deseado.

La función principal de la proteína es la de construir tejidos, parir hormonas e implicarse en el diseño muscular. Son una fuente secundaria y no principal de energía.

Las proteínas provienen de las carnes, fundamentalmente, pues su valor biológico es mayor al tener un mayor número de aminoácidos. En los vegetales se encuentran en la soja o en mezclas tales como el frijol y el arroz.

Los carbohidratos es la fuente principal de energía porque generan más energía por unidad de tiempo. Realizan todas las funciones. Pueden ser simples o complejos. Los primeros son la fructosa y la glucosa. Estos azúcares son el alimento del cerebro, segregan insulina y otorgan sensación de felicidad. Pero son de fácil absorción, provocan hambre y depósitos de grasa. Leche y hortalizas también tienen glucosa, pero distribuidos más ordenadamente en agua.

No se puede perder grasa si después de un ejercicio se toma azúcar en cualquiera de sus formas.

Los carbohidratos complejos son los polisacáridos. El organismo utiliza estos nutrientes poco a poco, así que su absorción es lenta. Se encuentran en la avena, maíz, trigo, centeno. Son mejores que los simples al aportar mayores nutrientes y vitaminas y no excitar a la insulina. Son óptimos como previo a los ejercicios físicos, pues durante el ejercicio serán quemados.

Las grasas son imprescindibles también para el ejercicio, pero necesitan más tiempo para manifestarse que los carbohidratos, absorben vitaminas, regulan hormonas, trasladan el pensamiento y forman capas protectoras de las células. Han sido demonizadas injustamente en las dietas. Pero hay que buscar las grasas «buenas»:

semillas de chía, linaza, aceite de oliva, aceitunas, almendras, salmón, etc.

Es importante no consumir grasas tres horas previas y posteriores al ejercicio dado que ralentizan la acción del carbohidrato por el músculo, lo que resulta imprescindible para «ponerse a cero».

Para quemar grasas, recurso menos limitado que los azucares derivados de los carbohidratos, necesitamos treinta minutos de ejercicio aeróbico a baja intensidad.

Si estás entrenada, hay que trabajar cerca del umbral anaeróbico, pero evitando la acumulación de lactato, que produce fatiga. El lactato es un ácido que sale de la célula muscular, circula por el torrente sanguíneo y termina en el hígado, convirtiéndose de nuevo en glucosa. Si trabajamos de forma programada, utilizaremos otras reservas de energías celulares del músculo. Si el esfuerzo dura poco la sustancia de deshecho que se produce (el ácido láctico) no llegará a condicionar el ejercicio físico. Si lo sobrepasa, si lo condicionará.

Consecuencias del sobrepeso

El sobrepeso es un trastorno alimentario que conlleva además trastornos sociales, como es la dificultad de relacionarse socialmente o la falta de aceptación personal, pues la persona obesa sufre en silencio.

Físicamente hay que tomar en serio al sobrepeso: deforma las rodillas, genera hipertensión, arterioesclerosis, artrosis, aumenta el riesgo de infarto de miocardio, de acidez de estómago, dificulta el retorno venoso creado varices y provoca apnea del sueño.

Las células responden peor a la insulina y favorece el desarrollo de distintos tipos de cáncer: de hígado, de páncreas, riñón, estómago, mama, útero y ovario.

Frente a esto aparecen las «dietas milagrosas», una auténtica trampa por dos cosas: una es el efecto «rebote». Como el cuerpo ha tenido carencias y la inteligencia corporal desconoce cuándo vamos a volver a darle carencias, cualquier cosa que ingerimos de forma ya «normal» se convierte en reserva así que se vuelve a engordar.

La segunda es la fascia, esa cubierta de colágeno que reviste al cuerpo para protegerlo. Formada como una malla entrelazada, al engordar se ensancha, pero al adelgazar no vuelve a su forma original, sino que queda con la dilatación anterior. Este espacio creado o se rellena con músculo o el resultado es un cuerpo con un residuo de piel colgante, deformada.

El sobrepeso hay que vigilarlo toda la vida. Hay que saber lidiarlo y evitar las dietas rápidas.

El exceso de ejercicio tampoco es bueno. Si no se está acostumbrado a una rutina se puede empezar por una rutina de andar más de veinte minutos al día (a partir del minuto veinte empezamos a quemar grasas) recordando estirar siempre para evitar dolores lumbares debido a la presión de la pisada. Lo ideal es luego comenzar con una rutina gimnástica de cuarenta minutos diarios e ir subiendo a una hora y media.

Si se opta por el yoga la integración es en su tiempo desde el primer momento (de 50 minutos a hora y media) dado que la exigencia física puede ser fácilmente modulada.

La comida

Todo el punto anterior es para que se viera que el ejercicio por sí solo, sin una dieta equilibrada que le acompañe, no va a ser la «receta» para perder peso o simplemente equilibrarlo.

Lo primero de todo: diferencia cuándo tienes «hambre» (indeseado) y cuando tienes «apetito» (deseado).

El hambre es un estado carencial después de un ejercicio, ayuno sin entrenamiento previo o tras una dieta descontrolada de pérdida de grasa (perdida implicada de calorías). El hambre domina todas las actividades, genera malhumor, depresión y un estado urgente de necesidad. A veces hay hambre tras comer, lo que indica que es de origen fisiológico y urgente.

El apetito es el deseo de comer, un proceso mental (lo que no implica carencias alimenticias, pero lo deja al margen de la ansiedad).

Mientras que el hambre se incita por todo lo que puede alimentar, el apetito se encuentra dirigido a un alimento en concreto, que es el que en ese momento el cuerpo necesita. Y por eso puede variar a tener apetito de chocolate o de maní salado, por ejemplo. Cuando cambiamos la precepción de hambre por la percepción de apetito es la demostración de que nuestra dieta empieza a estar equilibrada.

La dieta acompaña al yoga y el yoga a la dieta.

Medievalmente la dieta del yoga era estrictamente *sattvica* (vegana) exigiendo inclusive no ingerir ningún alimento al que no le diera el sol (como los tubérculos), reduciéndolo a algunos vegetales, granos y frutas. Los alimentos excitantes como lo dulce, el picante o lo salado, ya fuera en formas como los rábanos, los ajos, los guisantes o las cebollas, eran alimentos *rajásicos* y junto con los *tamásicos* (la carne fundamentalmente y los hongos) eran considerados tabúes.

Pero «comer verde» no indica comer sano ni progresar en la práctica del yoga. Para realizar un ejercicio físico sea yoga, pilates, *fitness* o simplemente salir a andar a diario, necesitamos organizar la composición de la comida para generar la respuesta deseada, ya sea una respuesta hormonal de felicidad, diseñar muscularmente al cuerpo, tranquilizar la mente o adelgazar.

Comer equilibrado es muy sencillo, es una cuestión de medida. La proteína debe ser igual en proporción a la palma de la mano de forma plana. Los carbohidratos igual a la palma de la mano, pero formando una copa. Las grasas han de ser la mitad del dedo pulgar. Los vegetales, sin embargo, deberían ser lo que fuera capaz de contener las dos manos.

Pero además debemos tener en cuenta el diseño corporal, el nivel de practica de yoga (desde sedentario a práctica alterna de días pasando por práctica diaria) edad y altura.

La mejor recomendación que puedo dar es visitar a un nutricionista deportivo, exponiéndoles nuestra necesidad y nuestros objetivos, nuestras rutinas, y empezar con un horario estricto de comidas, de las cuáles yo recomiendo un mínimo de seis por día (lo que implica aproximadamente comer cada dos horas) dependiendo este horario de la tabla de ejercicios que realice.

Indiscutiblemente la comida más fuerte ha de ser el desayuno (desayunar como una reina) y las más escasa la cena (cenar como una mendiga) sin olvidar que esta ha de ser dos horas antes de dormir y evitar en todas ingerir líquido y mezclar la proteína con el carbohidrato.

Es solo una cuestión de costumbre acompañar al filete de ternera con una ensalada o que los espaguetis a la carbonara sean un homenaje.

El yoga y el adelgazamiento

Es un mito que el yoga adelgaza, pero eso no significa que no sea posible perder peso a través del yoga sin pasar hambre.

La práctica de yoga se vuelve una mezcla de ejercicios en los cuáles la respiración es controlada (se inicia la *asana* con la inhalación y se concluye con la exhalación) y rutinas que «rompan» esa armonía, de tal modo que el trabajo muscular sea más rápido que la respiración.

Controlar la respiración en el yoga supone controlar el *prâna*, la energía no alimenticia, lo que equivale a tener dominio sobre el cansancio, la ira, el orgasmo, la fatiga física y mental, nuestras funciones orgánicas.

Pranayama es la ciencia de la respiración del practicante de yoga, y se ajusta a tres fases: inhalación, retención y exhalación.

El proceso de respiración yóguica se realiza bajo la premisa de tres tiempos repartidos en 1 x 4 x 2, es decir, si la inhalación es en 5 segundos, retenemos en 20 y exhalamos en 10.

La regulación de este energí *prâna*, y sobre todo, su pausa es la clave para la focalización de la mente, que busca la disociación entre el exterior y el mundo interior del yogui. Esta desconexión de la inferencia de la mente o del ruido feriante del ambiente es necesaria para alcanzar la pacificación mental adecuada que permita al practicante sondear la verdad interior. El mundo de los fenómenos solo aporta lujuria, avidez y salvajismo.

Pero si hablamos exclusivamente en el campo físico, cuando realizamos un ejercicio quemamos mucho más la glucosa almacenada en el músculo que la grasa. El yoga se mantiene más tiempo que otras gimnásticas por una respiración acompasada con el movimiento. Pero si soy capaz de invertir el proceso, es decir, quemar más grasa que glucosa, empezaré a perder la grasa acumulada innecesaria y a mantener la glucosa (imprescindible para continuar con cualquier otra actividad).

Ese es el objetivo de «descontrolar» la rutina, al menos con dos series de ejercicios que difieran con la respiración regular de la *sadhana*.

Esa es la primera consideración a tomar en cuenta.

Para reponer mi cuerpo y resetearlo a 0 no debe pasar un tiempo de recuperación (como sucede por ejemplo en el *spinning* o en la zumba). Solo debo hidratarme y comer.

La segunda es al tipo de plano de movimiento. No se debe de excluir ninguno, pero ha de existir una predominancia de trabajos de extensión de espalda (lo que conlleva el mismo número de flexiones o contraposturas para evitar la lesión).

Las extensiones abren los pulmones y la columna anterior; aumenta la capacidad respiratoria y el consiguiente intercambio de oxígeno favorece la quema de grasas innecesarias.

La *sadhana* enfocada a adelgazar sería de creación libre, pero respetando las fases del ejercitamiento.

Se debe empezar calentando las articulaciones (con giros de muñeca, cadera y rodillas, tictac en el cuello, etc.) y empezar la práctica del yoga con lo que en biomecánica se denominan «posturas de ataque», es decir posturas de pie con determinación feroz: guerrero uno y dos, triángulo, la silla… El objetivo es aprovechar la fortaleza de los músculos, aún estables por no estar estirados, lo que favorece también las posturas el equilibrio.

Realizadas estas series que han de abarcar unos quince minutos mínimos abriríamos la puerta a las invertidas, exceptuando, si la obesidad es mórbida o excesiva, la posición sobre la cabeza, dejando solo *Viparita Karani* y de nuevo obviando otras como *Sarvangasana* (sustituyéndola por el cien) y *Halasana*.

Aquí emplearíamos diez minutos aproximadamente.

La tercera fase sería la de elongaciones. Aquí es dónde emplearíamos gran parte del tiempo en ejercicios de extensión alternándolos con flexión. Nos debería ocupar la gran parte de la *sadhana*, para terminar con cuatro torsiones, dos interiores y dos exteriores alternadas según trabajáramos pierna izquierda o derecha.

En todo momento hay que ser tolerante con uno mismo y observar las limitaciones y las posibilidades. Una persona obesa tiene más dificultades para muchos ejercicios, pero no le cierra la puerta ni a la fuerza ni a la flexibilidad. Si te vas a apoyar sobre las manos has de levantar mayor peso, es obvio, pero no te impide no hacerlo.

Es una cuestión de práctica y de entrenamiento, de sentido del humor y de aceptación.

Los cuerpos «perfectos» existen, pero habitualmente esta perfección es artificial, es la creación de medios televisivos que ensalzan o denigran en función de la moda. Y ya sabemos que ni todas las inteligencias del mundo juntas son capaces de conjurarse en contra y ganar a cualquier estupidez si esta se encuentra de moda.

En el siglo de oro la belleza de la mujer era tomada en función de grandes caderas y grandes pechos. Los pintores rellenaban sus lienzos de acuerdo con la celulitis, con abdómenes blandos. Ese era el ideal de belleza: mujeres rubicundas, espléndidas, bien alimentadas, de tobillos anchos y nada estilizadas.

Vivimos en una sociedad donde estar delgada es una prioridad para muchas mujeres, y ese es el canon de belleza. En regiones saharianas o países como India, la obesidad femenina se traduce en belleza y riqueza, un requisito para casarse mejor.

Pero en estas líneas de lo que te hablo es de salud, no de estética, la que siempre es deseable pero no estrictamente necesaria para sentirnos bien. Modifica el cuerpo para que sea saludable y no te escudes en la aceptación de «soy como soy» para evitar el trabajo físico. El sobrepeso no es salud y por eso en el trinomio «salud, dinero y amor» ocupa el primer lugar.

CONCLUSIÓN

Hace unos cuatro millones de años apareció un mono, que no se parecía en nada al *urbanitas* actual y que parecía que no estaba destinado a sobrevivir: carecía de garras, mandíbulas poderosas, velocidad, vuelo, aletas. Apenas medía un metro y pesaba veinte kilos. Pero su habilidad para la mecánica y su gran capacidad de ingenio le convirtieron en la estrella de la Creación: era el ser humano.

El proceso de humanización del ser humano fue muy imperfecto en un aspecto. Sí, consiguió modificar su cintura pélvica para recolocar lo que eran sus patas, reducir la mandíbula y facilitar una bóveda craneana con más espacio para que lo ocupara un cerebro de mayor tamaño y, por lo tanto, más inteligente. Se puso de pie y al resto de animales o los domesticó o los convirtió en presa. Pero la mente le traicionó.

En el yoga estudiamos que el Universo es una síntesis de energía a la que llamaban *shakti* y atribuimos el género femenino en relación con su polaridad masculina, la conciencia. La atracción de la energía a reintegrarse como unidad con la conciencia obliga a esta a desperezarse y ascender a través de canales sutiles mientras que la conciencia actúa como un ente depresor, oponiéndose a la fusión. Si la energía prevalece y la conciencia penetra en su espiral, se consigue la fusión, volviéndose indivisible esta unión, este *yoga*.

Por un lado, vemos que prima la mente sobre la conciencia sin un entrenamiento. Y por el otro lado vemos que la energía difícilmente es encauzada, sino que se difunde continuamente debido a las contingencias de la vida. Y para esto no hace falta una vida localizada en un ambiente muy estresante sino, simplemente, la vida cotidiana. Si vivimos, naturalmente, en un área de conflicto permanente o en una zona de riesgo como pueda ser la mitad de una selva, encauzar la conciencia y la energía aumenta su reto, aunque tenemos una gran capacidad de adaptación. De hecho, una discusión o una mala noticia por teléfono pueden desencadenar de forma inmediata un ataque de asma y sin embargo podemos estar serenos durante un terremoto.

El mundo de la mujer se enfrenta a esto pero, además, es en sí mucho más complejo debido a su dinamismo. Los mitos asociados a esta idea no deben ser tratados desde el prejuicio. Pero es obvio que, por ejemplo, sus cambios hormonales y su influencia en su psique hacen que sea proclive a una inestabilidad física periódica. Precisamente convertir esa situación permanente en algo cotidiano de la vida demuestra su fortaleza y su carácter de adaptación. No podemos hablar de una técnica física determinada para la sensación de depresión, por ejemplo, que algunas mujeres sufren con la menstruación.

El parto es una opción, y es un proceso sin duda hermosísimo, pero sus riesgos, como la hipertensión, preeclampsia o la infección de las membranas (corioamnionitis) son una espada de Damocles. El puerperio, las seis semanas después del parto para que el cuerpo vuelva a la «normalidad» no es fácil tampoco: un 10% de mujeres sufre de depresión, la lactancia materna hace perder a la madre 650 calorías diarias, exige cerca de 1.200 mg de calcio diario también y eso sin contar episiotomías o cesáreas.

Y por si todo esto fuese poco, la mujer es más proclive a muchas enfermedades: osteoporosis, colon irritable, enfermedad celiaca, lupus o fibromialgia son casi enfermedades de género.

Visto así, ser mujer es ser de hierro. Quizá por esa observación los primeros yoguis diseñaron un sistema de crecimiento personal basado en el culto a la mujer. Antes de llegar a la conclusión de que éramos la imagen y semejanza de un gran invisible, artesano y creador, triunfó de forma más o menos unánime en todas las regiones habitadas el culto a *la Madre*, el concepto más primitivo de la divinidad junto con los cultos solares. Acompañó al ser humano en sus momentos más cruciales: se han encontrado restos de su culto al final de la era glaciar, en el Tibet prebudista, en Grecia y en Egipto. La diosa, bajo muchos nombres, estuvo presente en los primeros enterramientos, en la separación de las razas y en las primeras cosechas de arroz. Cuando el Dios desplazó a la Diosa, el yoga, sin embargo, reivindicó en su filosofía su independencia.

El yoga es un sistema existencial, empírico y carente de una religión específica que busca el cese de la mente a través de la frustración, a través de la rendición del cuerpo.

El yoga busca el «ser sin hacer». Su mecánica de funcionamiento conduce a que el practicante pierda valor por lo material y tenga un encuentro con su lado más emocional y espiritual. Cultiva así la belleza interior, un castillo donde almacena sus sustratos más personales y que hace irrepetible a quien lo posee. Todos los éxitos exteriores no son sino fragmentos, mientras que la obra más completa que tiene el ser humano es su realización, pues esta lo salpica todo mientras que el éxito social o laboral exclusivamente supone un descuido de otras parcelas del ser. El sistema de valores de cada persona es el que finalmente va orientar su aptitud. A modo de GPS va a guiarnos hacia unos objetivos que se irán, a lo largo de nuestra historia personal, jerarquizando y ayudando a superar los eventos diarios que se encuentran a nuestro alrededor y que bien se oponen o bien lo facilitan.

El yoga tratado ya físicamente es una herramienta de gran utilidad para prevenir y para rehabilitar, aunque, de hecho, nació para una «rehabilitación del alma» y cualquier deporte podría paliar muchas sensaciones o prevenir disfunciones. Es la «voluntad» de aliviar esa sensación el motor de cualquier herramienta, es decir, el no rendirse a la circunstancia, sea el origen el que sea. Y desde este punto de vista, el yoga supera cualquier otra actividad destinada al apaciguamiento tanto de la mente como del cuerpo. Treinta y cinco siglos lo atestiguan.

Y es la mujer el origen y hasta su futuro. En la actualidad cerca de 300 millones de habitantes del planeta lo practican y el 70% de estos son mujeres.

Víctor M. Flores